面部危险区

美容手术、注射填充、微创治疗
风险防范的解剖指引

Facial Danger Zones
Staying Safe with Surgery, Fillers, and Non-Invasive Devices

主 编

Rod J. Rohrich [美]

James M. Stuzin [美]

Erez Dayan [美]

E. Victor Ross [美]

主 译

王冀耕　　颜士钧

上海科学技术出版社

图书在版编目（CIP）数据

面部危险区：美容手术、注射填充、微创治疗风险
防范的解剖指引 / （美）罗德·里奇（Rod J. Rohrich）
等主编；王冀耕，颜士钧主译. -- 上海：上海科学技
术出版社，2021.9（2023.3重印）
书名原文：Facial Danger Zones: Staying Safe
with Surgery, Fillers, and Non-Invasive Devices
ISBN 978-7-5478-5436-5

Ⅰ. ①面… Ⅱ. ①罗… ②王… ③颜… Ⅲ. ①美容术
－人体解剖学 Ⅳ. ①R622

中国版本图书馆CIP数据核字(2021)第151374号

上海市版权局著作权合同登记号 图字：09-2020-083号

Illustrations by Amanda Tomasikiewicz, CMI

面部危险区 美容手术、注射填充、微创治疗风险防范的解剖指引

主编　Rod J. Rohrich [美]　James M. Stuzin [美]　Erez Dayan [美]　E. Victor Ross [美]
主译　　王冀耕　　颜士钧

上海世纪出版（集团）有限公司
上海 科 学 技 术 出 版 社 出版、发行
（上海市闵行区号景路159弄A座9F-10F）
邮政编码201101　www.sstp.cn
上海雅昌艺术印刷有限公司印刷
开本 889×1194 1/16 印张 10
字数 200千字
2021年9月第1版 2023年3月第2次印刷
ISBN 978-7-5478-5436-5 / R·2351
定价：168.00元

本书如有缺页、错装或坏损等严重质量问题，请向工厂联系调换

内容提要

  本书用言简意赅的文字，配以清晰的尸体局部解剖照片、精美的艺术插图及解剖学视频，系统阐述面部组织的解剖结构，组织填充物和肉毒毒素注射的安全操作，以及如何安全进行美容皮肤科无创操作、医学美容仪器设备操作等，可指导临床医生规避面部美容操作中的主要危险区，最大限度地规范并提高手术操作的安全性，预防神经损伤、失明和组织坏死等并发症。

  本书兼具先进性、科学性、实用性，对于整形美容外科、皮肤科、颌面整形外科和眼整形外科等专业的医生而言，是本难得的优秀工具书。

编者名单

主 编

Rod J. Rohrich, MD, FACS
Founding Professor and Chair
Department of Plastic Surgery
Distinguished Teaching Professor
UT Southwestern Medical Center
Founding Partner
Dallas Plastic Surgery Institute
Dallas, Texas

James M. Stuzin, MD
Plastic Surgeon
Institute of Aesthetic Medicine
Chair of the Baker-Gordon Cosmetic Surgery
Meeting
Professor of Plastic Surgery (Voluntary)
University of Miami School of Medicine
Miami, Florida

Erez Dayan, MD
Harvard Trained Plastic Surgeon
Dallas Plastic Surgery Institute
Dallas, Texas

E. Victor Ross, MD
Director
Scripps Clinic Laser and Cosmetic Dermatology
Center
Scripps Clinic Carmel Valley
San Diego, California

参编人员

Raja Mohan, MD
Accent on You Plastic Surgery
Arlington, Texas

Dinah Wan, MD
Southlake Plastic Surgery
Southlake, Texas

David Dwayne Weir, MNS, APRN, NP-C
Dallas Plastic Surgery Institute
Dallas, Texas

译者名单

主　　译　　王冀耕　颜士钧

副 主 译　　赵　琼　张健渊　程金龙　徐永成
　　　　　　　袁　强　吴凌燕　师丽丽　沈　薇

参译人员　　（以姓氏笔画为序）

丁　雷　王文凯　王明利　王　栋　王笃行

王维群　甘海平　史德明　包　靖　刘　桐

刘　明　刘容嘉　闫运涛　杨明强　吴信福

张　永　张晓刚　张家伟　陈勉曾　邵志明

周　智　周文绪　洪圣蓉　袁　渊　袁继龙

黄　罡　曹建平　葛　红　程佳铭　颜锦田

主译简介

王冀耕

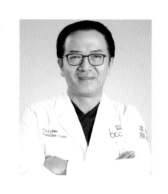

大连医科大学特聘教授、硕士研究生导师。毕业于南方医科大学（原中国人民解放军第一军医大学），1984年于北京黄寺美容外科医院从事美容外科临床工作。师从我国知名整形美容外科专家罗力生、高景恒、杨果凡教授。在国内外整形美容外科杂志发表学术论文30余篇，获军队科学技术进步奖三等奖三项。曾是我国第一部医疗美容行业服务规范（卫生部令第19号《医疗美容服务管理办法》）的起草人之一，也是我国较早发表肉毒毒素在医疗美容中应用学术文章的作者之一。被评为"当代影响中国医疗美容的十大人物"。

颜士钧

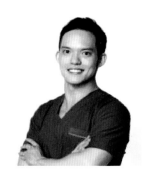

毕业于北京大学临床医学系，师从高景恒、郝治华、王冀耕、Jeffrey Klein、Michael Pasquale等国内外知名整形美容及皮肤科专家，曾赴美国、韩国进修，在美国、韩国及中国台湾地区均有临床工作经历。主要从事显微吸脂、自体脂肪移植领域的研究。担任韩国美容外科学会（KSAS）及美国美容整形手术学院（AICPS）讲师，同时也是美国美容医学学会（AAAM）、皮肤病与美容外科国际联盟（DASIL）及亚太美容外科学会（APACS）等国际医学会成员。在国内外整形美容外科杂志发表论文10余篇，多次在学术会议中担任同声传译及讲解嘉宾。

中文版前言

医疗美容技术在近十几年来发生了巨大变化，各种解决面部年轻化及美化面部形态的手段层出不穷，其中最具特点的是肉毒毒素和注射填充剂的广泛使用，以及光电技术在医疗美容领域的应用。尽管如此，这些技术都背离不了医学的本质，从业医生不但要掌握医学基本理论，而且要具备扎实的基本技能，这的确是一个艰辛且漫长的积累过程。但是有相当一部分人，有的半路出家，有的中途改行，忽略了这样一个必需的进阶历程，一心想走捷径，弯道超车，结果带来了几十年前闻所未闻的灾难性后果，如失明、致残甚至死亡。

本书旨在阐明如何避免医疗美容操作的并发症，并详述提升和保障术后效果的方法和路径。以手术或操作为目标，以解剖学为指引，由浅入深，由表及里，应用面部软组织解剖和血管解剖的三维结构知识，一步一步地阐述面颈部神经和血管的危险区。掌握这些结构的走行和层次是有效防止运动和感觉神经损伤、血管栓塞等严重并发症的关键所在。

本书用言简意赅的文字，配以清晰的尸体局部解剖照片、精美的艺术细节插图及解剖短视频，帮助读者理解、记忆和掌握相应的解剖结构和层次。医疗美容操作的目的是获得安全、精确和可预期的结果，且所有的操作都是以解剖学为基准。本书对于美容外科医生，在美容外科手术操作中，特别是在面颈部除皱术中，可自信从容地避免面部运动神经及重要血管的损伤，提升手术效果；对于专注于面部微整形和注射填充的医生，可以更有效地避免严重并发症的发生，包括失明和皮肤坏死等；对于从事光电皮肤美容的医生，可在面颈部操作上实现安全性的最大化。本书无论是先进性、科学性，还是可操作性，都是一本难得的优秀工具书。

当初在颜士钧医生的介绍下，我们有幸先睹了刚刚出版的 Rod Rohrich 医生等编撰的 *Facial Danger Zones — Staying Safe with Surgery, Fillers, and Non-Invasive Devices*，拜读后爱不释手，收获颇丰，最后一致决定将其翻译成中文在中国大陆地区发行，以便与同行分享。尽管我们一直力争做到信、达、雅，但囿于水平，难免出现词不达意，恳请同行谅解和指正，同时也衷心感谢各位读者！

王冀耕　颜士钧
2021 年 3 月

英文版前言

为什么要编撰新版 *Facial Danger Zones* 呢？我们希望就这一专题的解剖学理论、当下的理念及临床应用等方面进行补充和完善。

Brooke Seckel 医生既是被美国医学专业委员会认证的一名神经学专家，也是一名整形外科医生，20 年前他编撰了 *Facial Danger Zones* 这部经典的工具书。Seckel 医生指出，20 世纪 90 年代初，创伤性较大的面部浅筋膜（SMAS）深层面部除皱术的理念被提出和应用，而该术式造成面神经损伤的可能性大大增加。基于这种担忧，他编撰了前一版 *Facial Danger Zones*。由于非常经典实用，此书成为当时外科医生在整形和面部手术中的首选工具书，并于 2010 年为新生代整形外科医生而再版。

过去的 10 年中，在美容外科和医疗美容领域发生了诸多变化。伴随着全球对医疗美容需求的快速增长，安全性的要求也越来越高，而现在医疗美容包括外科手术和非手术操作，许多是由入行不久的医生所操作。我们发现，伴随着需求的不断增加，同时也出现了过去从未发生过的并发症。Seckel 医生在撰写 *Facial Danger Zones* 时，注射软组织填充物引发失明是前所未闻的，而现在关于这个灾难性的并发症的报道却常常出现。整形外科住院医师通常只注重训练重建手术，对于面部解剖学及面部美容操作细节上的训练则相对不足，例如，对于面部除皱术，整形外科住院医师往往更愿意进行复杂的微血管重建手术。除此之外，还有一个普遍的现象，医生常常会向患者推荐未经良好训练过的医疗美容项目。鉴于此，在旧版 *Facial Danger Zones* 出版 20 年后的今天，伴随医学美容操作的不断增多、患者安全性的要求与日俱增等，这些都促使我们重新定义"面部危险区"，并对各项技术安全操作做出规范性的指引。

虽然各个临床专业的医生都在施行医疗美容的操作，操作技术也日新月异，但唯一不变的就是解剖学。以我们的视角来看，面部软组织解剖学和血管解剖学的三维结构知识仍然是避免诸如运动神经支损伤、失明和组织栓塞等并发症的关键。医疗美容非侵入性设备和光电设备的广泛应用，也要求医疗人员必须对设备的安全性和局限性有一定的了解。

本书有以下 3 个方面的目标。

- James Stuzin 医生：使读者熟练掌握面部解剖学知识，特别是面部除皱手术中面神经错综复杂的走行和层次，这些知识与在面部美容手术中保障安全、获得最佳结果密切相关。

- Rod Rohrich 医生：完善读者对面部血管解剖的知识，以保障在面部注射软组织填充物时的安全性，避免严重并发症，如失明和皮肤坏死等。

- Erez Dayan 医生和 Vic Ross 医生：知晓激光和微创技术（如射频、超声技术）等设备操作的局限性并制订安全操作指南，使术者在进行面颈部区域美容操作时实现安全性的最大化。

在编撰此版 Facial Danger Zones 期间，我们几位编者回到实验室进行尸体解剖，以确保书中呈现的解剖结构的准确性，使复杂的面部软组织解剖结构变得简单明晰。我们发现许多现有的解剖文献过于复杂、含糊不清，为此我们提供了一些经过细心处理过的尸体解剖照片，再结合艺术插画师的插图和简短的解剖视频短片，以阐明重要的解剖结构，希望读者能够透过这些素材轻松理解并掌握这些知识。本书的编排是为精简面部解剖结构知识而精心设计的，通过所附讲解、操作视频，希望临床医生参考这本书，并在其指导下进入手术室或治疗室实际操作，能够在操作时更有信心、更安全。

美容操作的目的在于安全、精准和获得预期的结果，而其中的美感涉及个人的审美和感知，美学分析还要以面部形状、解剖结构为基准。笔者真诚地希望，这本教科书的出版能为读者提供明晰的面部软组织三维解剖结构并夯实解剖学基础，操作时能谨记面部危险区域，从而为患者带来安全和令人满意的结果。

Rod J. Rohrich, MD

James M. Stuzin, MD

Erez Dayan, MD

E. Victor Ross, MD

献辞与致谢

　　我们将这本书献给广大患者，为他们的美丽保驾护航。希望这本书不仅可使临床医生更重视，从而提高操作的安全性，还可以指导求美者选择正规、有执业资质，以及遵循本书原则的整形外科、皮肤科、颌面整形外科和眼整形外科等专业的医生。

　　美容手术一定是将患者的安全性和结果放在首位，本书也重点突出此原则，每位临床医生都必须遵循此原则，并且一定要做到对患者负责，不施加任何不必要或可避免的伤害。

　　在此也非常感谢在临床医学实践中帮助过我们、使我们成为更好的医生的患者，以及帮助我们完成本书的所有工作人员，包括我的助理Diane Sinn、Thieme出版社工作人员Judith Tomat、出版社负责人Sue Hodgson，以及插画师Amanda Tomasikiewicz，他们的专业能力淋漓尽致地体现于本佳作的每个细节中。

Rod J. Rohrich, MD

James M. Stuzin, MD

Erez Dayan, MD

E. Victor Ross, MD

目 录

第Ⅲ部分 光电设备（Energy-Based Devices）

视频目录

第 I 部分

面神经
Facial Nerves

James M. Stuzin

1 面部组织解剖学概述
Overview of Facial Tissue Anatomy

James M. Stuzin

摘　要　　面部美容手术剥离过程中，安全操作的关键是对软组织解剖结构的准确认知。尽管面部神经的二维分支变异较大，但其所在的解剖层次是恒定的。识别并掌握剥离层次及其与面神经所在平面的相对位置关系，有助于在面部美容和修复重建手术中获得安全、一致性和良好的效果。

关键词　　面部软组织解剖、面神经

　　本书着重于帮助术者更好地掌握面部解剖细节，以保障手术效果的一致性和安全性。面部软组织的解剖结构与面部美容手术、修复重建手术密切相关。无论是重建手术剥离面部皮瓣和暴露颅面骨骼还是美容外科手术操作，知晓面部软组织的三维解剖结构都是非常必要的。

　　面部手术操作中确保安全并维系其生理功能，首先在于防止面神经损伤，而避免面神经损伤的关键则是掌握精确的面部软组织三维解剖结构。

　　尽管迄今已经有许多关于面神经解剖的文献，但其中大多研究都侧重于面神经的"二维"分支模式。遗憾的是，在面部手术剥离时，"二维"面神经解剖结构的意义并不是特别重要，这是由于其分支模式以及左右面颊对比分支模式变异很大。所以避免面神经损伤应着重了解面部软组织层次的三维解剖结构，用"三维"的视角辨识面神经与剥离平面间的相互关系。

1.1　面部软组织的结构、层次、排列

- 面部软组织的结构排列为一系列同心层，类似于"洋葱"一般。

1.1.1　面部软组织由浅至深的层次

- 皮肤。
- 分隔腔室的皮下脂肪。
- 面部浅筋膜（亦称SMAS，这些术语可互换使用）。
- 表情肌（面部浅层肌肉群与SMAS相互融合）。

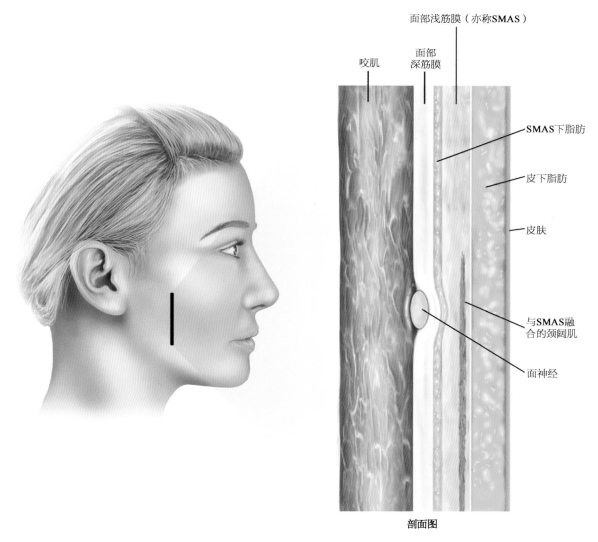

剖面图

图1.1   a.图示腮腺的正前方，侧面颊的横截面。面颊部的软组织结构是三维构成并排列在一系列同心层中。从表层到深层，这些层分别为：① 皮肤。② 皮下脂肪（分隔腔室的）。③ 表浅筋膜，亦称为SMAS。④ 表情肌（面部浅层肌肉群与SMAS相互融合）。⑤ SMAS下脂肪。⑥ 面部深筋膜（依解剖位置也可称为腮腺包膜、咬肌筋膜或颞深筋膜）。⑦ 面神经、腮腺导管、咬肌和颊脂肪垫的层次。在面部手术操作中，安全的关键在于识别剥离层次及其与面神经的位置关系。

- SMAS下脂肪。
- 面部深筋膜（根据不同的位置也称为腮腺包膜、咬肌筋膜和颞深筋膜）。
- 面神经、腮腺导管和颊脂肪垫的层次（图1.1a、b）。

1.1.2   面神经解剖平面

- 尽管面神经分支模式在二维平面可有很大的变异，但在解剖结构上其与筋膜层的平面位置关系是恒定的。
- 剥离时能准确识别所在的解剖平面是避免面神经受损的关键所在。于面神经所在层次的浅层或深层剥离就可防止其受损。

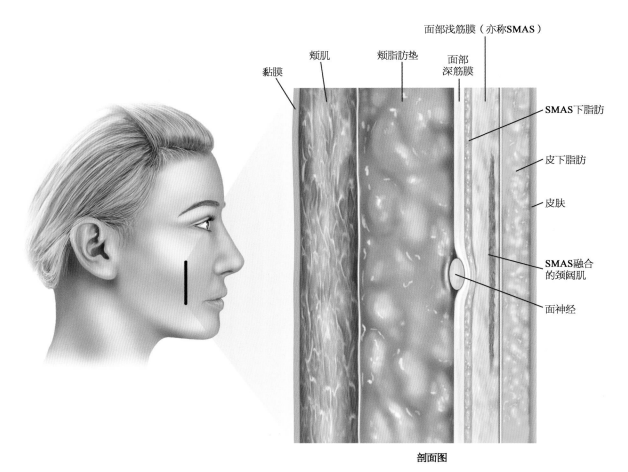

剖面图

图 1.1　b. 图示颊中部软组织的横截面，位于咬肌前缘、颊脂肪垫上方。软组织的同心结构相似于侧面颊，面神经分支在向所支配的肌肉走行时，一般会浅行至更浅的层次。值得注意的是，颊脂肪垫和面神经分支处于同一平面，其位于深筋膜层深面，神经分支行至前面部面时其浅出深筋膜，从深层面入肌支配表情肌。

- 虽然人类的面神经所在层次都是恒定的，但每个解剖层次的厚度和外观都存在较大的个体差异，因此，识别平面层次的细微差别对于剥离的安全性至关重要。
- 正如皮肤厚度因人而异，皮下脂肪和 SMAS 的厚度也存在个体差异。同样，大部分人是否存在 SMAS 下脂肪层，以及那层发亮的面部深筋膜层的厚度也存在个体差异。
- 一般情况下，年轻人相较老年人组织更厚、层次更清晰。但再次、多次手术后或创伤后，以及修复重建术后的患者组织层次可能会遭到破坏而扭曲变形。即便如此，这种组织结构层次仍然存在，对于术者来说，操作中应及时识别出所在的剥离平面以保障安全（视频 1.1）。

1.1.3　面部软组织层次

皮肤

- 皮肤的厚度和血管的分布密度因人而异。
- 行面部除皱手术或面颈部皮瓣面部重建术时，应在皮下脂肪层即 SMAS 层浅面剥离。
- 利用透光法来确认皮下脂肪层和浅筋膜层的层次，有助于辨识正确的剥离平面（图 1.2，视频 1.2）。

皮下脂肪

- 皮下脂肪层位于皮肤和SMAS层之间，此为经典的面部修复重建和美容手术的剥离层次。
- 面部皮下脂肪层不是同质结构，而是由一系列独立分隔的"面部脂肪隔室"构成。
- 纤维隔膜将皮下脂肪分成多个隔室，其由面部支持韧带的末端分支构成，这些韧带始于深部固定结构（如腮腺），浅出穿过SMAS层，并继续浅行嵌入皮肤组织。
- 血管穿支的走行与纤维隔膜相似，由深至浅与面部支持韧带相邻，所以从一个脂肪隔剥离至相毗邻的脂肪隔时，要特别关注这些穿支血管以及出血情况。
- 从侧面耳前区向鼻唇沟方向剥离时，路径中每个脂肪隔室的厚度和筋膜致密度都有所不同。
  - 侧面外侧脂肪隔室（lateral）脂肪组织薄而致密、血管丰富；而中部面颊脂肪隔室（middle）厚而疏松、无血管且易于剥离。
  - 在侧面中部面颊脂肪隔室至面中部颧部脂肪隔室（malar）的交界区域，颧骨韧带和面部横动脉的穿支行经此处，故沿侧面颧骨隆起处向面中部剥离时，可见纤维组织较多且易出血。
- 每个面部脂肪隔室都有各自的生物衰老周期。研究表明，在40～50岁年龄组中侧面外侧脂肪隔室就开始出现脂肪垫萎缩的现象，而面中部颧部脂肪隔室的脂肪垫则往往晚于上述区域

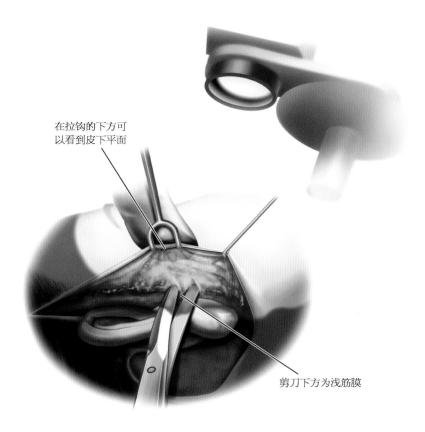

在拉钩的下方可以看到皮下平面

剪刀下方为浅筋膜

图1.2　利用来自对面的光源进行透照。这种方法有助于识别皮下脂肪层与SMAS层之间的层次以提高剥离皮瓣层次的精确度。一般情况下，钝性皮下剥离是安全可靠的。对于较瘦弱和皮下脂肪量少者，或再次手术时，可利用透光法协助确认剥离层次（可参考随书的视频）。

10年左右才开始发生萎缩现象。通过脂肪隔室的解剖学特征可以解释面部衰老过程的表现，脂肪组织萎缩倾向于在特定局部区域发生，而不是在全面颊部同时发生（参考 "2　面部脂肪隔室"）（图1.3）。

面部浅筋膜（SMAS）

- SMAS是面部的表浅筋膜，类似于身体其他部位的浅筋膜。其下端延续至颈部浅筋膜，上端向头皮延伸，在头颈部形成一个连续的筋膜层。
- 浅筋膜与其浅面的皮下脂肪和皮肤通过面部支持韧带的远端分支密切相连。SMAS、皮下脂

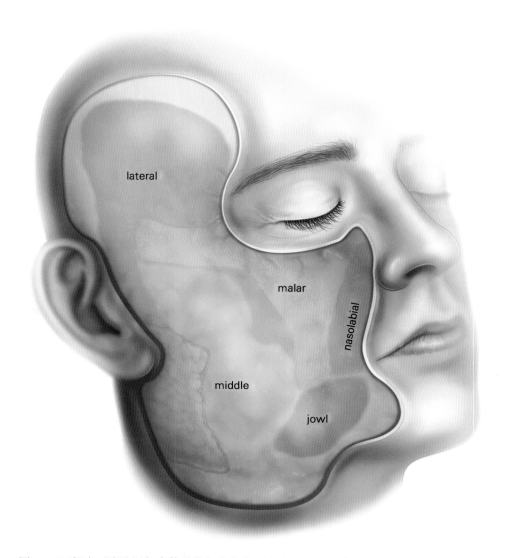

图1.3　面部皮下脂肪层与身体其他部位的皮下脂肪层不同。其不是均匀一致的结构，而是由一系列独立的"面部脂肪隔室"组成。纤维隔膜将皮下脂肪分成多个隔室，纤维隔膜是由面部支持韧带的末端分支构成，这些韧带始于深部固定结构向浅穿行嵌入皮肤组织。面颊部浅层脂肪隔室（从侧面至面中部）为侧面外侧脂肪隔室（lateral）、侧面中部面颊脂肪隔室（middle）、面中部颧部脂肪隔室（malar）、面下部下颌脂肪隔室（jowl）及鼻唇部脂肪隔室（nasolabial），每个脂肪隔室的厚度和筋膜致密程度以及生物衰老周期都有所不同。

肪与皮肤共同组成面部软组织可移动单元（相对于面部深层的固定结构）。

- 许多面部形态学变化是由面部深层支持韧带的支撑力变弱而导致的。这使得面部软组织的可移动单元改变了其与深部固定结构之间的关系，从而可解释面部脂肪组织的下垂与老化的过程及表现。

表情肌

- 面部表情肌引起的面部皮肤的运动，其与浅筋膜密切相关，肌肉与皮肤之间的纤维连接源自浅筋膜。

- SMAS和表情肌肉之间的解剖学关系是所谓的"investiture"，是指SMAS在表情肌的浅层面及深层面都有附着。表情肌通过SMAS细纤维束连接至上覆的皮肤，表情肌的收缩通过其传导可产生软组织和皮肤的运动。

- 从外科的角度来看，大多数表情肌都位于面神经所在平面层次的浅面，而这些表情肌受到来自深层的神经支配。

- 在面部软组织的三维结构中，只有三个表情肌位于所支配面神经的深面。这些位置很深的肌肉包括提口角肌、颏肌和颊肌。也正是该肌肉群位于面神经走行的深层，所以这些肌肉受其浅面的面神经所支配（图1.4）。

- 表情肌的深度与其支配神经的解剖位置关系对防止面神经的损伤有重要意义。大多数表情肌在其深面接受相应的神经支配。所以术中遇到相应的肌肉时，在肌肉的表面进行剥离可有效防止运动神经分支的损伤。

  - 例如面下部和颈部区域剥离时，在颈阔肌表面剥离可防止面神经颈支及下颌缘支的损伤，因为这些神经分支都走行于肌肉的深面。

  - 同样，在颧部剥离时可于眼轮匝肌、颧大肌和颧小肌的浅面进行，以防止损伤相应的支配神经支，因为神经是从深面来支配这些肌肉（图1.5）。

面部深筋膜

- 与SMAS相类似，面部深筋膜为颈部深筋膜向面部的延续，类似于身体其他部位的深筋膜。

- 尽管深筋膜是一个连续的解剖层次结构，但面部不同区域的深筋膜被命名了不同的名称。覆盖腮腺区域的深筋膜被称为腮腺筋膜；咬肌区域的深筋膜被称为咬肌筋膜；在颞区其被称为颞深筋膜。

- **需要特别强调的是，面颊部所有的面神经分支在穿出腮腺后都在面部深筋膜下走行。**

- 为此，在深筋膜的浅面进行剥离就能避免大部分位于面颊部面神经运动支的损伤。从解剖学的角度来看，由于深筋膜是SMAS下方与面神经分支所在层次之间的夹层，所以SMAS层下的剥离是安全可靠的（图1.6）。

面神经、腮腺导管、颊脂肪垫

- 深筋膜的深面是面神经及腮腺导管和颊脂肪垫所在的平面。

- 这是面颊软组织剥离时需避免的平面。

- 面神经所在平面的深层是面部的固定结构，包括腮腺、咬肌、深层脂肪隔室和骨膜。

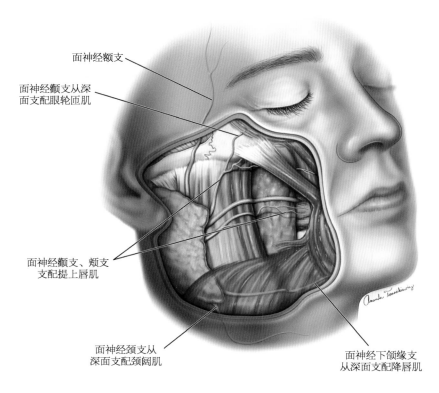

面神经额支

面神经颧支从深面支配眼轮匝肌

面神经颧支、颊支支配提上唇肌

面神经颈支从深面支配颈阔肌

面神经下颌缘支从深面支配降唇肌

图1.4　表情肌位于面部软组织内的不同层次。例如眼轮匝肌位于皮肤正下方（随着年龄的增长，做表情时会产生鱼尾纹）；而深部的表情肌如颊肌，则位于口腔黏膜浅层。大多数表情肌肉位于面神经平面的浅面，面神经从这些肌肉群的深面入肌支配。正因如此，沿表情肌的浅面（如面颈部颈阔肌）进行剥离，即可有效防止运动神经分支的损伤。

一般而言，面神经分支走行于深筋膜的深面并紧贴受其支配的肌肉。这些面神经分支穿行于深筋膜，沿着表情肌群的深面入肌支配这些肌肉，而面神经额支和颈支例外。在此插图中，深筋膜已被去除，可清晰地显示受支配的肌肉与其相关神经分支的位置关系。

值得注意的是，面神经颈支通常横向穿出深筋膜，走行于浅筋膜和深筋膜之间的层次内，正好位于颈阔肌的深面并支配该肌。面神经额支向前走行跨过了颧弓后，同样穿行浅筋膜和深筋膜之间的平面内。

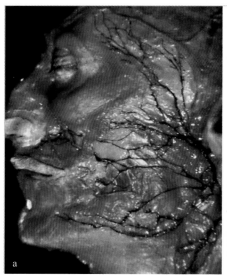
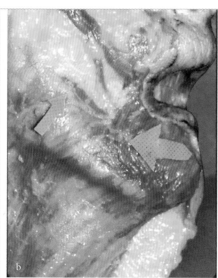
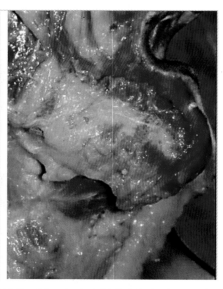

图1.5　a. 面神经尸体解剖（由Julia Terzis医生操作）。值得注意的是，颧骨隆凸区域是面神经额支和颧支之间的分界区域。如果直接在颧骨隆凸处表面进行剥离可避免神经的损伤。值得一提的是，上唇提肌的支配神经位于肌肉的深面，所以沿着肌肉表面进行剥离也是安全的（经允许，引自：Surgical Rejuvenation of the Face. Baker, Gordon and Stuzin in 1996 published by Mosby）。

　　　b. 解剖图中显示了在颊部剥离时可能会遇到的表情肌肉群。它们包括颧大肌、笑肌（小箭头）、颈阔肌、降口角肌（大箭头）和降下唇肌。要注意观察颈阔肌与降下唇肌肉群的大小区别。尽管颈阔肌没有直接附着于嘴唇，但它对露齿和微笑等表情运动仍非常重要。这些肌肉群受面神经颈支和下颌缘支的交叉支配，其运动功能也相互关联（经允许，引自：Lambros, V, Stuzin, JM, The Cross-Cheek Depression: Surgical Cause and Effect in the Development of the "Joker Line" and its Treatment. Plast Reconst Surg. 122：1543, 2008）。

　　　c. 降口角肌及降下唇肌受来自其深面的面神经下颌缘支所支配。

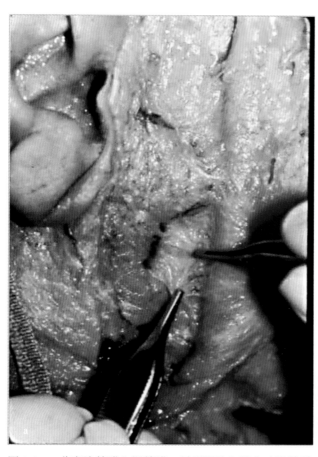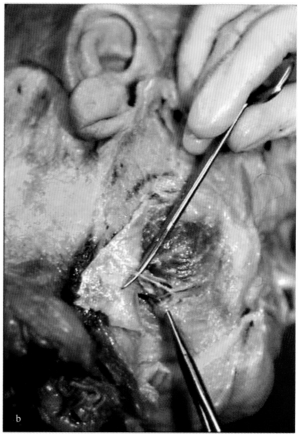

图 1.6 a. 分离浅筋膜和深筋膜，暴露腮腺包膜和咬肌筋膜。
b. 如图所示，面神经分支在颊部位于深筋膜深面。SMAS 深层深筋膜浅面之间层次是安全剥离平面。识别剥离层次及其与面神经走行平面的位置关系是防止面神经损伤的关键所在（经允许，引自：Stuzin, JM, Baker, TJ, Gordon, HL: The relationship of the superficial and deep facial fascias: relevance to rhytidectomy and aging. Plast Reconstr Surg, 89: 441, 1992）。

1.1.4 支持韧带

- 面颊的支持韧带可支撑面部软组织对抗重力的变化，且存在于特定的位置。

- 支持韧带源于深筋膜，从深层固定结构向浅面穿行过 SMAS，并继续浅行嵌入皮肤组织。

- 根据解剖位置来命名面部韧带的名称。

  — 起源附着于腮腺（包括主叶和副叶）称为腮腺皮肤韧带（parotid cutaneous ligaments），其支撑侧颊区域的软组织。

  — 起源于外侧颧骨骨膜的韧带被称为颧弓韧带，其支撑上、外侧面颊，将颧脂肪垫固定在颧骨外上侧。

  — 起源于咬肌前缘的韧带称为咬肌皮肤韧带（masseteric cutaneous ligaments），其支撑中、下颊部软组织和下颌脂肪。

  — 源于下颌骨联合处及下颌侧联合处骨膜的韧带称为下颌韧带，其将下颌软组织垫支撑于下颌联合区。

- 皮下及 SMAS 下剥离时，都会遇到有手术意义的支持韧带。

— 一般而言，这些韧带在SMAS层深面显现为粗大纤维；而其在SMAS层浅面则相对菲薄，更多的是支持带纤维与面颊部的皮肤相嵌连。

— 皮下或SMAS深层平面剥离至面颊的活动区域时，识别韧带及术区远端的面部支持韧带，能提示一个剥离术的参考区域，以确定皮瓣移动复位所需的松解程度（图1.7）。

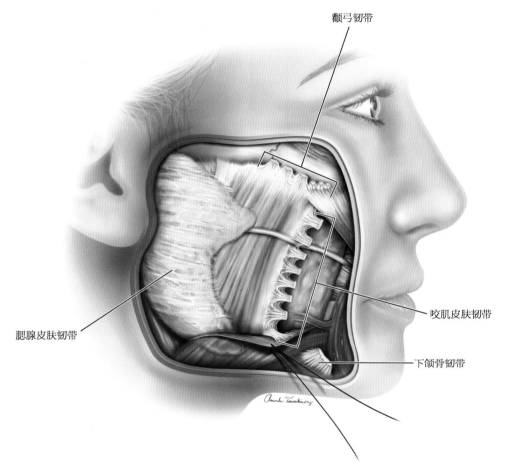

颧弓韧带

咬肌皮肤韧带

下颌骨韧带

腮腺皮肤韧带

图1.7　面颊部支持韧带源于面部深层固定结构，向浅层穿行，穿过SMAS层后末端嵌入皮肤组织。面颊部的韧带包括：① 腮腺皮肤韧带。② 颧弓韧带。③ 咬肌皮肤韧带。④ 下颌骨韧带。所有韧带的纤维致密程度不尽相同，腮腺皮肤韧带、外侧的颧弓韧带和上方的咬肌韧带最为致密坚韧。

腮腺皮肤韧带

● 腮腺皮肤韧带是致密的纤维结构，起到支撑、连接耳前和侧颊部皮肤与腮腺包膜底层的作用。

● 这些韧带与面颊部耳前区域的外侧脂肪隔室密切相关，故在耳前区域皮下剥离时所见的纤维和筋膜组织非常致密。

颧弓韧带

● 颧弓韧带源于颧骨外侧骨膜，其于颧弓与颧骨外侧隆凸部连接处延展至颧骨外侧区域，其纤维组织致密坚韧且界限清晰。

- 颧弓韧带通常是由较粗壮而分散的纤维组织所构成，在颧骨外侧上方剥离时，无论皮下还是SMAS深层层次都会遇到颧弓韧带纤维。
- 从外科手术的角度看，在皮下平面剥离松解颧弓韧带可以增加皮瓣动度和改善提升效果。
- 同样，在SMAS深层剥离松解颧弓韧带可使颧脂肪垫重新复位，以恢复颧骨侧面体积及立体感。颧脂肪垫的解剖复位是扩展SMAS和高位SMAS面部提升术式的基本要求（图1.8）。

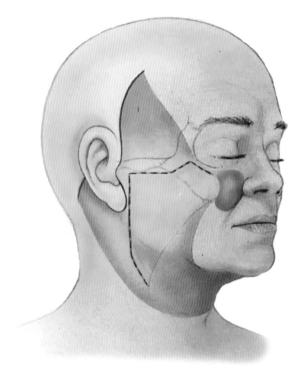

图1.8　扩展SMAS或高位SMAS面部提升术，将SMAS从腮腺皮肤韧带旁、颧弓韧带外侧和咬肌韧带上方的束缚中剥离释放出来，并提升了颧脂肪垫（绿色显示）和颊部脂肪，从而改善了面部外观。尽管不是所有的面部提升术都需要离断面部韧带来增加皮瓣的动度，但沿腮腺、颧弓外侧、咬肌上方剥离，离断韧带的束缚是面部年轻化手术中脂肪重新复位的关键所在。

咬肌韧带

- 咬肌韧带沿着整块咬肌的前缘延伸，在咬肌的上界纤维最为致密，并在此处与颧弓韧带下缘相融合。
- 咬肌韧带中部边缘纤维较薄弱，而咬肌韧带的尾端也是分散薄弱的纤维组织结构，其在下颌角区域与颈阔肌和下颌脂肪相融合。

下颌骨韧带

- 下颌骨韧带沿下颌侧联合处分布，靠近内侧的纤维与下颏处软组织垫交织融合，并将下颌软组织固定于下颌骨联合处。
- 下颌骨韧带是致密纤维，纤维延伸穿过下颌软组织垫并沿下颌骨向下颌骨联合处尾端延伸。
- 下颌骨韧带的尾端嵌入颏下软组织的结构特点是下颌褶皱形成而发生老年样改变的原因。从老年人此处可以观察到，颏下的皮肤褶皱界定了下颌的老化和颈部老化之间的界限。从解剖学的角度来说是由于颈阔肌内侧纤维和下颌骨韧带的尾端共同交织嵌入皮肤组织而造成的。（图1.9）。

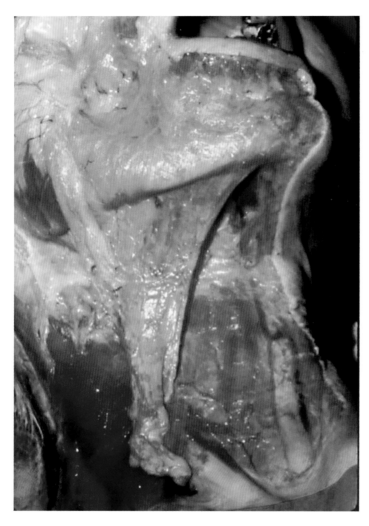

图 1.9　颈阔肌附着于下颌骨联合区侧面和下颌骨联合区的骨膜上，同时构成了下颌骨韧带。年轻时其支撑固定软组织在正常解剖位置上。而颈阔肌沿下颌骨联合尾端附着在下颏处，这也导致了年老时颏下皮肤褶皱的形成，该褶皱将下颌的衰老和颈部的衰老区分开来。

面部支持韧带的解剖对于面部手术的重要意义

- 支持韧带在面部年轻化手术中的意义在于界定皮下和 SMAS 下剥离的范围。
- 为增加皮瓣的活动度，从固定的外侧面颊前部到颊部移动区域进行皮下剥离时，需要松解颧弓韧带、向前至咬肌和毗邻的咬肌韧带。
- 面颊外侧的 SMAS 与腮腺、副腮腺叶、颧骨侧面和咬肌上部紧密相连，这些韧带纤维都非常致密。
- 由于上述原因，如要充分剥离松解 SMAS，需将 SMAS 从腮腺、副腮腺叶、颧骨外侧剥离出来并离断咬肌韧带。
- SMAS 从上述致密的韧带纤维结构中剥离释放出来后，就可以识别出 SMAS 在前面颊内的移动区域，且剩余的剥离遇到的纤维组织较少，易于剥离（参考 "8　技术要点：扩展 SMAS 游离术和 SMAS 侧旁切除术 / 颈阔肌开窗术"）。
- 不论皮下或 SMAS 下剥离，一旦超出了支持韧带的边界，继续向前剥离并不能增加软组织的移动度，这只会增加发生并发症的概率。有了这个剥离范围认知，在面部提升术中，根据患者不同的情况，选择实施相应的剥离范围，此举可以缩短术后恢复时间，并能提高手术结果的准确性和一致性。

1.2　小结

或许人体其他部位的解剖都不像面部这样复杂。从手术角度来看，术中只有识别软组织的细微解剖方能降低面神经损伤的风险。由于面神经分支形态的多变性，因此在面颊部手术时，必须识别面神经的走行层次，并保证剥离的平面在面神经平面以上或以下的层次才能确保手术的安全性。

切记，务必"三维"思考，并在术中识别面神经所在平面与剥离层次的相互关系。

延伸阅读

[1] Baker DC, Conley, J: Avoiding facial nerve injuries in rhytidectomy: anatomic variations and pitfalls; Plast Reconstr Surg; 64: 781, 1979.

[2] Freilinger, G, Grube H, Happak W Pechmann, U: Surgical anatomy of the mimic muscle system and the facial nerve: importance for reconstructive and aesthetic surgery. Plast Reconstr Surg; 80: 686, 1987.

[3] Bosse JP, Papilloon, J. Sirgoca; anatomy of the SMAS at the malar region. In Maneksha, RJ. Ed. Transactions of the IX International Congress of Plastic and Reconstructive Surgery, New York, McGraw Hill, 1987.

[4] Furnas D: The retaining ligaments of the cheek. Plast Reconstr Surg, 83: 11, 1989.

[5] Mendelson, BC, Wong, CH, Surgical Anatomy of the Middle Premasseter Space and its Application in Sub-SMAS Face lift Surgery. Plast Reconst Surg. 132: 57, 2013.

[6] Mendelson, BC, Muzaffar, A, Adams, W. Surgical Anatomy of the Midceek and Malar Mounds. Plast Reconstr Surg. 110: 885, 2002.

[7] Mendelson, BC, Jacobson, SR. Surgical anatomy of the midcheek: Facial layers, spaces and the midcheek segments. Clin plast Surg 2008: 395, 2008.

[8] Mitz V, Peyonie, M: The superficial musculoaponeurotic system (SMAS) in the parotid and cheek area. Plast Reconstr Surg, 58: 80, 1976.

[9] Roostaeian, J. Rohrich, R. Stuzin, J. Anatomical Considerations to Prevent Facial Nerve Injury. Plast Reconstr. Surg. 135: 1318, 2015.

[10] Seckel, B. Facial Nerve Danger Zones, 2nd edition. CRC Press, Boca Raton, Fl., 2010.

[11] Skoog, T: Plastic Surgery- New Methods and Refinements. Philadelphia, WB Saunders, 1974.

[12] Stuzin, JM, Baker, TJ, Gordon, HL: The relationship of the superficial and deep facial fascias: relevance to rhytidectomy and aging. Plast Reconstr Surg, 89: 441, 1992.

[13] Terzis, JK, Barmpitsioti, A. Essays on the Facial Nerve: Part I. Microanatomy. Plast Reconstr Surg. 125: 879, 2010.

2 面部脂肪隔室
Facial Fat Compartments

James M. Stuzin

摘　要　　与人体其他部位的脂肪组织不同，面部脂肪由许多隔室状的脂肪组织所构成。每个脂肪隔室周围都有纤维隔膜的边界和其血供的血管穿支，同时也有着不同的衰老速度。在面部皮下剥离时，识别面部脂肪隔室的解剖结构是确保手术安全性的关键因素之一，这是由于面神经分支通常走行于脂肪隔室之间过渡区域的表面。此外，识别特定区域衰老趋势较快的脂肪隔室，也可为以面部组织容量恢复为主的年轻化手术提供指引。

关键词　　面部脂肪隔室、面部老化

本章重点

- 面部皮下脂肪组织结构并不是均匀一致的，而是由特定纤维隔分隔成一系列团块状的脂肪隔室所组成。

- 每个脂肪隔室都有特定专属的血管血供，脂肪组织层的厚度和筋膜的致密度也不尽相同。

- 一部分脂肪隔室较薄且纤维致密，而另一部分则包含大量易于剥离的脂肪组织。脂肪隔室结构边界可解释在耳前区皮下向前剥离时，可见不同区域的皮下脂肪组织外观结构的变化。

- 面部脂肪隔室也可作为面部衰老的标志。临床观察结果证实：随着年龄的增长，面部的脂肪组织萎缩程度并不是均匀一致的，而是始于特定的脂肪隔室。

- 面部脂肪隔室同时存在于SMAS的浅层和深层（图2.1a、图2.1b和图2.2）。
  - 皮下脂肪位于SMAS的浅面，这层脂肪组织在面部SMAS提升术中具有临床意义。
  - 深层脂肪隔室位于面部表情肌肉的深面，沿眶骨、上颌骨、颧骨和梨状孔的前缘分

布，延续过渡覆盖于眶骨和面中部的骨膜表面。面颊的深层脂肪与下眼睑的脂肪相连续。前面颊部软组织容量主要依赖于面中部颧部深层脂肪组织。

— 值得注意的是，浅层脂肪隔室和深层脂肪隔室都会随着年龄的增长而逐渐萎缩，这是造成面部老年样改变有诸多形态学变化的因素之一。

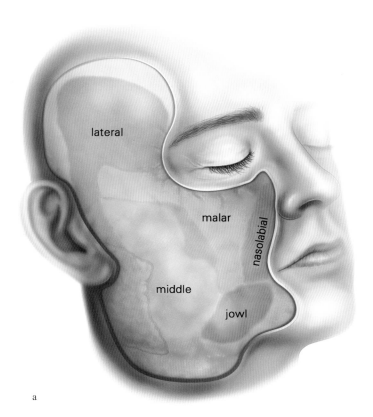

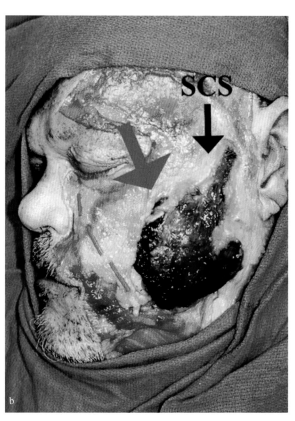

图2.1　a. 面部浅层脂肪隔室位于皮下层，由面部支持韧带的末端延伸区隔开。面颊从外侧至内侧的5个浅层脂肪隔室分别为：① 侧面外侧脂肪隔室（lateral）。② 侧面中部面颊脂肪隔室（middle）。③ 面中部颧部脂肪隔室（malar）。④ 面下部下颌脂肪隔室（jowl）。⑤ 鼻唇部脂肪隔室（nasolabial）。每个脂肪隔室都有其各自的边界，单独的穿行血供血管，并具各自的生物衰老周期。
b. 面颊部脂肪隔室的尸体解剖。照片蓝染的部分是中部脂肪隔室，红色箭头是中部脂肪隔室和颧部脂肪隔室之间的过渡区，由致密的颧弓韧带沿颧骨外侧分隔开来（经允许，引自：Rohrich, R. Pessa, J. The Fat Compartments of the Face: Anatomy and Clinical Implications for Cosmetic Surgery. Plast. Reconstr. Surg. 119: 2219, 2007）。

2.1　浅层脂肪隔室的分隔

● 面部浅层脂肪组织被深层支持韧带延续的末端纤维所区隔，韧带由深至浅穿行浅出并嵌入皮肤组织。

● 面部支持韧带并不是在其穿行SMAS层过程中分散扩展，而是在特定的位置穿过浅筋膜，形成脂肪隔室的纤维隔膜。

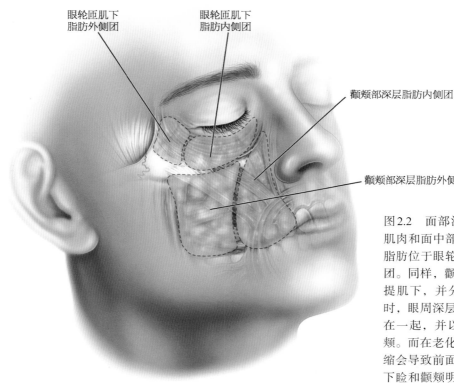

眼轮匝肌下脂肪外侧团

眼轮匝肌下脂肪内侧团

颧颊部深层脂肪内侧团

颧颊部深层脂肪外侧团

图2.2　面部深层脂肪隔室位于面部表情肌肉和面中部的骨膜之间。下眼睑的深层脂肪位于眼轮匝肌下，分为内侧和外侧两团。同样，颧颊部深层脂肪隔室位于上唇提肌下，并分为内侧和外侧两团。年轻时，眼周深层脂肪与颧颊部深层脂肪融合在一起，并以其为容量支撑下眼睑和面颊。而在老化过程中，深层脂肪的逐渐萎缩会导致前面颊组织容量的减少，显现出下睑和颧颊明显的分界，这就是眶下V畸形（V-deformity）的成因。

- 脂肪隔室之间的纤维隔膜边界同时也是面颊血管从深层穿行至浅层的区域。
- 上述结论的意义在于皮下剥离遇到较多的血管穿支时，表明此处是浅层脂肪隔室之间的过渡区域。
- 尽管面部有许多浅层脂肪隔室，但手术中通常会遇到的是五个面部浅层脂肪隔室，即外侧隔室、中部隔室、浅层颧部隔室、鼻唇脂肪隔室和下颌脂肪隔室。
- 面部提升手术的皮下剥离是从耳前区域向内侧进行，如果剥离在直视下进行，术者应该能识别剥离所在的浅层脂肪隔室及其之间的过渡区域（图2.3和视频2.1）。

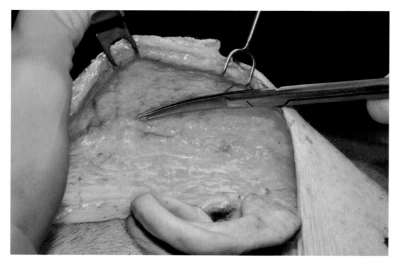

图2.3　图示沿颧骨外侧中部脂肪隔室和颧部脂肪隔室交界处进行尸体标本解剖。在跨过脂肪隔室交界处时，可见到支持韧带以及血管穿支。照片中组织剪位于颧弓韧带嵌入皮肤的位置（图示中部脂肪隔室与颧部脂肪隔室的分离）。以该区域韧带的致密程度可进行正确的层次识别，沿中部脂肪隔室和颧部脂肪隔室间的过渡区域行浅层剥离是相对安全的，因为面神经颧支就位于该位置SMAS层的正下方。在此位置有大量的血管穿支，典型的血管穿支是沿脂肪隔室之间的过渡区域浅出。皮下剥离前行至中部脂肪隔室的前端时，也就抵达了面颊的活动区域。

2.1.1 外侧脂肪隔室

- 外侧脂肪隔室位于耳前区，在颞区沿颞浅动脉延伸分布，趋于狭窄和菲薄。
- 一般外侧脂肪隔室仅有3～5 cm宽，由稠密的血管和纤维脂肪所组成。
- 外侧脂肪隔室直接覆盖于腮腺表面，剥离前行至腮腺前缘时，也就进入了中部脂肪隔室，此区域可见少量的纤维组织（图2.4）。

2.1.2 中部脂肪隔室

- 中部脂肪隔室位于腮腺前缘与咬肌前缘之间。
- 中部脂肪隔室相比外侧脂肪隔室较厚、纤维组织及血管更少，此层次结构也是面部除皱术中面颊剥离的主要区域。
- 中部脂肪隔室较大、厚且血管少，因此相对易于剥离。
- 中部脂肪隔室的前界为咬肌韧带，上界为颧弓韧带，隔室的前界与颧脂肪隔室外侧和下颌脂肪隔室相邻。
- 面中部颧部和下颌脂肪隔室之间剥离时，会遇到分隔这些脂肪隔室的韧带末端纤维，也常会

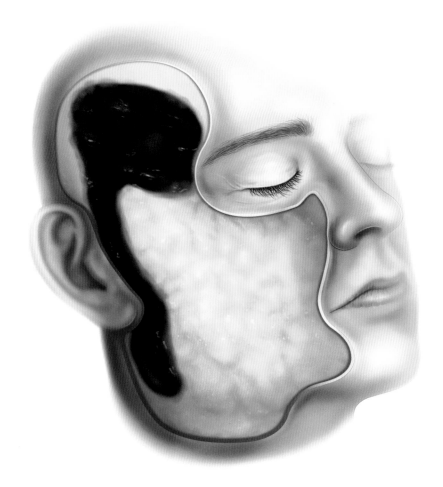

图2.4　外侧脂肪隔室位于耳前区域，它覆盖腮腺并沿颞浅动脉向颞部延展。外侧脂肪隔室的筋膜纤维组织丰富而致密。

伤及浅行的血管穿支而导致出血。

- 向前剥离进入颧部和下颌脂肪隔室后，就会再次遇到饱满而易于剥离的脂肪组织。
- 中部脂肪隔室、颧部脂肪隔室和下颌脂肪隔室之间的过渡区是面颊固定区和活动区之间的交界区域（图2.5）。

2.1.3 颧部浅层脂肪隔室

- 颧部浅层脂肪隔室沿颧突侧面向前延伸至侧鼻区域，并为前面颊部贡献组织容量。
- 从侧面颊（中部脂肪隔室）开始剥离，会遇到大量的面横动脉穿支以及致密的颧弓韧带纤维（又称McGregor's patch），此时即可判定正在进入颧部脂肪隔室。
- 沿颧骨下缘剥离时，会遇咬肌韧带上方区域，此处致密的纤维脂肪与血管交织，会造成难以准确地识别该区域的皮下平面。
- 面神经颧支位于颧骨旁的SMAS深面，故准确地识别剥离平面是确保安全的关键（图2.3和图2.6）。

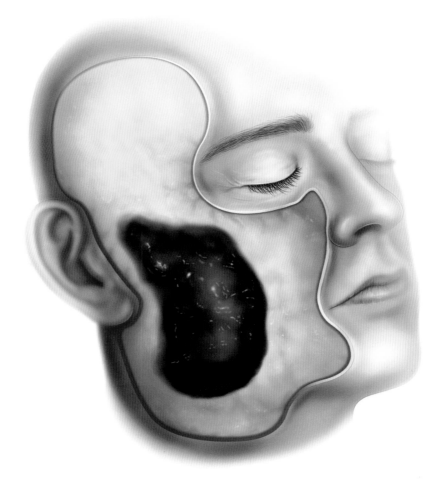

图2.5 中部脂肪隔室位于外侧隔室、颧部隔室和下颌隔室之间。中部脂肪隔室由较厚且血管较少的脂肪组织构成，是面部除皱术皮下剥离的主要区域。其前界为颧弓韧带和咬肌韧带，这也是侧面颊部固定区域和前面颊部活动区域的交界。

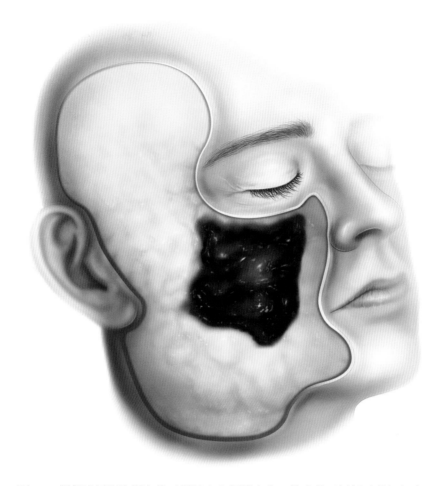

图2.6 颧部浅层脂肪隔室位于颧骨和上颌骨上方，并为前面颊部贡献组织容积。颧部脂肪隔室的侧界为颧弓韧带，其上界与眶下紧邻。颧部脂肪隔室的脂肪也被称为"颧脂肪垫"或"面中部脂肪垫"，是现代面部年轻化手术组织复位的重点。

2.1.4　下颌脂肪隔室

- 下颌脂肪隔室由疏松而饱满的脂肪组织所构成，其位于下颌韧带与咬肌韧带之间，覆盖于面部区域的颈阔肌表面。

- 下颌脂肪血管少且易于剥离。

- 在面部老年样改变过程中，伴随着咬肌韧带的支撑力减弱，会致使面部区域的颈阔肌及其上覆的下颌脂肪下垂移动至颈部，进而造成下颌缘轮廓的不清晰。

- 下颌脂肪隔室的脂肪组织在面部衰老过程中几乎不萎缩，因此在中老年患者中，邻近口周组织的萎缩及下颌脂肪隔室的下垂是造成下颌脂肪隔室越发明显的原因（图2.7a、b）。

2.1.5　鼻唇沟脂肪隔室

- 鼻唇沟脂肪隔室位于鼻唇沟旁，在颧部脂肪隔室的前方。

- 鼻唇沟脂肪隔室通常由厚而致密的纤维脂肪组织构成，且在衰老过程中很少发生萎缩。

- 就上述原因，随着与其相邻的颧部脂肪隔室和口周软组织的萎缩，鼻唇沟脂肪隔室随着衰老

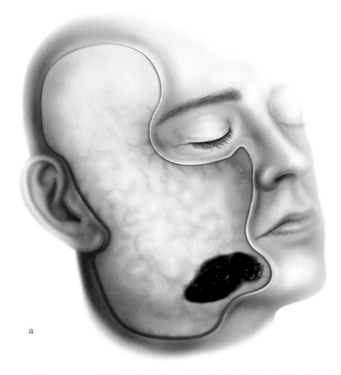
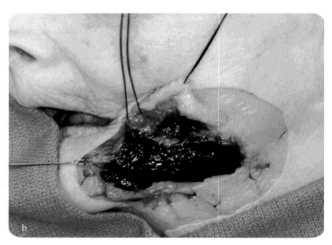

图2.7 a.下颌脂肪隔室位于咬肌韧带外侧和下颌韧带上方，且覆盖于面部区域的颈阔肌表面。下颌脂肪隔室通常由疏松而饱满的脂肪组织构成，衰老时下颌脂肪隔室几乎不会萎缩。
b.图中尸体解剖显示下颌脂肪隔室。值得注意的是，下颌脂肪隔室位于面部区域颈阔肌的表面，且下颌脂肪隔室在该部位没有深部的附着点，其解剖位置维持依赖咬肌韧带所支撑。在衰老的过程中，韧带支撑力逐渐减弱，颈阔肌和下颌脂肪隔室都可能下垂至颈部并且向外突出，致使下颌缘的轮廓不清晰。

的进程会变得越发明显（图2.8）。

2.1.6 深层脂肪隔室

- 面部的深层脂肪隔室位于表情肌肉的深面，并覆盖于眶骨、面中部和梨状孔的骨膜上。
- 深层脂肪隔室位于眼轮匝肌深面，它分为外侧和内侧两个部分，其影响着下睑的形态。
- 前面颊部由深层的颧脂肪垫作为支撑，该脂肪垫同样也有内侧和外侧两部分。
  - 深层脂肪垫内侧部分沿梨状孔分布，年轻时，其与口周区域和面颊部软组织相融合。
  - 深层颧部脂肪隔室的外侧部分对于维持前面颊颧部的突度十分重要，其与邻近的颊脂肪垫的颊侧延续融合，将前面颊与侧面颊融为一体。
  - 深层颧部脂肪隔室的外侧部分也紧贴眶骨，年轻时，其融合延续至下眼睑和面颊（图2.2）。

2.2 面部萎缩的解剖学

- 面部软组织的萎缩随年龄增长而逐渐发生，形成了从年轻到中年的面部形态学的改变。
- 面部特定的脂肪隔室脂肪萎缩的现象不是同步发生的，而是不同的脂肪隔室在不同的年龄阶段分别逐渐发生。
- 一般来说，在40多岁时中外侧面颊开始明显萎缩（萎缩发生在外侧脂肪隔室和中部脂肪隔

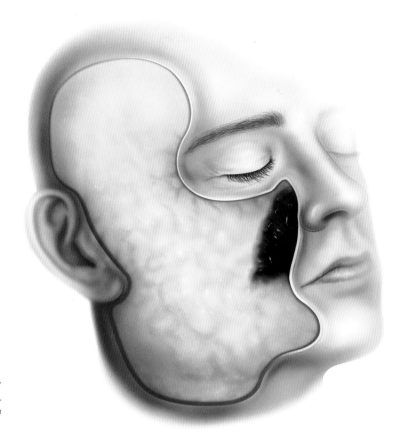

图2.8　鼻唇沟脂肪隔室位于梨状孔周围、鼻唇沟的旁侧。鼻唇沟脂肪隔室由厚而血运丰富的脂肪组织构成，其在衰老过程中几乎不发生萎缩。

室中），而在50岁左右时，颧部脂肪隔室开始发生明显萎缩。

- 颧骨部位的萎缩是由于浅层和深层颧部脂肪组织流失所致。
- 颧部萎缩会影响到前面颊和下睑的形态，包括前面颊的组织容量减少以及下睑的垂直长度增加（眶下V畸形）。
- 区分浅层脂肪和深层脂肪的萎缩有重要的临床意义，即浅层脂肪萎缩的外观可通过SMAS复位得以改善，而深层脂肪萎缩则需要补充相应的组织容量才能得以矫正。
- 在面部除皱术中，可结合自体脂肪移植来纠正深层脂肪隔室萎缩的外观，即在颧骨和梨状孔的骨膜以上层次添加组织容量。
- 面部深层脂肪隔室的组织容积增加可提升面颊和口周的组织容量，并改善眶下V畸形、缩短下眼睑的垂直长度（图2.9）。

2.3　小结

在直视下并利用光照法进行皮下剥离，可以精确地识别所在剥离平面以及正在剥离的脂肪隔室，从而提高手术的精确度并降低术后并发症的发生概率。从安全的角度来看，识别脂肪隔室之间的过渡区域（剥离时所遇见的面部韧带的区域），理解这些过渡区域与面部神经危险区的相互关系是防止面神经分支损伤的关键所在（见"3　面部神经危险区概述"）。

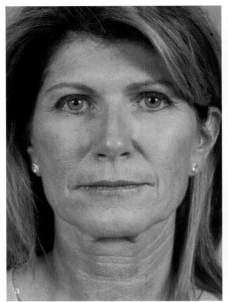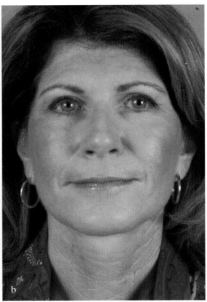

图2.9　面部衰老与浅层和深层的颧部脂肪隔室萎缩相关。随着深层的颧部脂肪隔室萎缩，就会造成下眼睑的垂直长度增加、前面颊区域组织容积丧失，在侧面颊和前面颊形成明显的分界，此处的深层颧部脂肪紧邻颊脂肪垫。照片可观察到该患者术前（a）、术后（b），经过面部扩展SMAS除皱术结合自体脂肪深层脂肪隔室填充，以恢复颧部深层所流失的组织容量（经允许，引自：Sinno S. Mehta, K. Reavey, P. Simmons, C. Stuzin, J. Current Trends in Facial Rejuvenation: An Assessment of ASPS Members Use of Fat Grafting during Face Lifting. Plast. Recontr. Surg. 136: 20e, 2015）。

延伸阅读

[1]　Gierloff M. Stohring, C. Buder, T. Gassling, V. Acil, Y. Wiltfang, J. Aging Changes of the Midface Fat Compartments: A Computed Tomographic Study. Plast Reconstr Surg. 2012; 129: 263.

[2]　Lambros V. Observations on periorbital and midface aging. Plast Reconstr Surg. 2007; 120(5): 1367−1376, discussion 1377.

[3]　Lambros V, Stuzin JM. The cross-cheek depression: surgical cause and effect in the development of the "joker line" and its treatment. Plast Reconstr Surg. 2008; 122(5): 1543−1552.

[4]　Rohrich RJ, Pessa JE. The fat compartments of the face: anatomy and clinical implications for cosmetic surgery. Plast Reconstr Surg. 2007; 119(7): 2219−2227, discussion 2228−2231.

[5]　Rohrich RJ, Pessa JE. The retaining system of the face: histologic evaluation of the septal boundaries of the subcutaneous fat compartments. Plast Reconstr Surg. 2008; 121(5): 1804−1809.

[6]　Schenck T. Koban, K. Schlattau, A. Frank. K, Sykes, J. Targosinski, S. Eribacher, K/Cptpfama, S. The Functional Anatomy of the Superfical Fat Compartments of the Face: A Detailed Imaging Study. Plast Reconstr Surg. 2018; 141: 1351.

[7]　Sinno S. Mehta, K, Reavey, P. Simmons, C. Stuzin, J. Current Trends in Facial Rejuvenation: An Assessment of ASPS Members Use of Fat Grafting furing Face Lifting. Plast Reconstr Surg. 2015; 136: 20e.

3 面部神经危险区概述
Overview: Facial Nerve Danger Zone

James M. Stuzin

摘　要　　面部美容和重建手术中，面神经损伤是严重的并发症。尽管多数面神经分支走行于深筋膜下而受到保护不易被伤及，但面神经穿行至面颊特定区域时，其分支走行较浅而容易受到损伤。这些面神经危险区位于面部脂肪隔室之间的过渡区域，面神经分支走行于SMAS平面下的浅筋膜和深筋膜层之间。剥离时应识别面部神经危险区的解剖平面，可有效防止面神经分支的损伤。

关键词　　面神经危险区、面神经损伤

本章重点

- 面部的软组织排列在一系列同心层中。
- 识别剥离的平面，并明确该平面与面神经所在层次间的位置关系，是防止面神经损伤的关键。在面神经所经平面的浅面或深面剥离就可有效防止神经支的损伤。
- 面部各层组织的厚度和形态因人而异，但从解剖学上来看这些组织的同心层排列方式是不变的（再次或多次手术后的患者中，因瘢痕形成而很难识别正确的平面）。
- 面神经相对于面部相关组织的解剖层次和位置基本是恒定的。故防止面神经损伤的关键在于准确识别剥离平面（即便该层很菲薄、模糊不清或难以剥离）。
- 在面部的一些区域，面神经在进入所支配表情肌之前，其分支浅出穿透深筋膜后走行于浅筋膜与深筋膜之间的层次中（而不是在深筋膜的深层）。这个区域即为神经危险区域，此区域即便由皮下向SMAS深层剥离也可能会导致运动神经支损伤（图3.1）。
- 无论是皮下或SMAS下剥离均可能会伤及面神经。如果能准确识别面神经所在平面并避开其所在位置，皮下或SMAS下剥离也都会很安全。

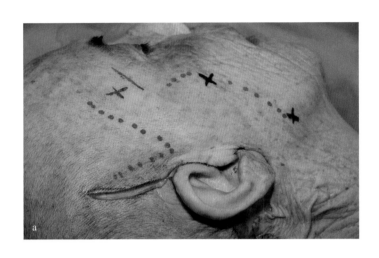
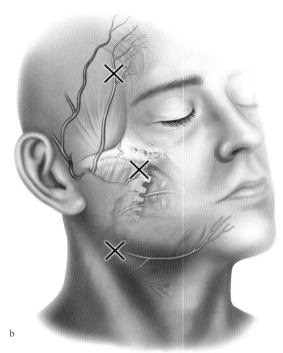

图 3.1　a. 尸体解剖中，面神经的危险区域就是穿行至浅表层的额支、颧支和颈支（标记黑色 × 处）。额顶上部的红点代表颞浅动脉顶支和额支的走行路径；而面颊前部的红点则表示由颧弓韧带外侧和咬肌韧带所标定的面颊固定区域与活动区域的交界处。就上述面神经危险区来说，面神经额支在颞部近额肌位置时走行于浅层；面神经颧支在颧突侧面，也就是在颧弓韧带与咬肌韧带上端融合处最易被损伤；面神经下颌缘支沿下颌角走行，与咬肌韧带下方并行的位置最容易被损伤。术中应识别剥离所在的层次与位置，避免在该区域的 SMAS 深层剥离。

b. 插图描绘出侧面颊面神经的危险区。此区域面神经分支走行较浅，面神经走行于 SMAS 和深筋膜之间的平面中。在此行 SMAS 深层剥离可能会导致运动神经支的损伤。

3.1　安全注意事项

- 利用光照法剥离皮瓣有助于准确地识别剥离层次（图 3.2）。

- 皮下剥离是根据 SMAS 层的位置来定义的，即剥离在 SMAS 层浅面进行。当在皮下解剖结构模糊不清、难以在视觉上识别的区域时，则应先剥离相对容易识别的区域，然后再剥离难以识别的区域。

- 在 SMAS 深层进行剥离时，应识别 SMAS 下脂肪和深筋膜，操作层次应保持在深筋膜的浅层，面颊部的面神经分支所在层次在深筋膜深层（图 3.3）。

3.2　相关解剖（视频 3.1）

3.2.1　面神经额支

- 面神经额支出腮腺后走行于颧弓的骨膜表面。

- 从颞部至颧弓的区域，面神经额支在 SMAS（颞顶筋膜）和颞深筋膜之间走行，并被包裹在 SMAS 下的脂肪组织层中。

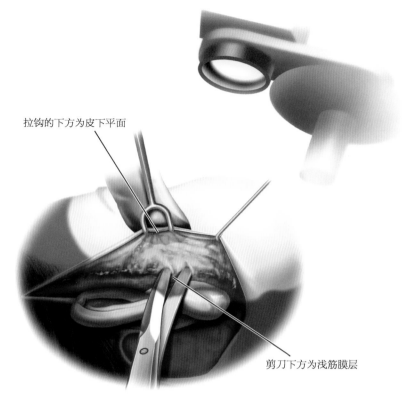

图3.2　准确地识别面部软组织层次是手术安全和效果保障的关键所在。利用光照法辅助剥离有助于确认皮下和SMAS之间的层次。光照法辅助皮下剥离还可以更好地把控剥离皮瓣的厚度，并有助于识别出面部脂肪隔室之间的过渡区域，即支持韧带所在的区域。面神经运动支通常走行在过渡区的浅层，识别这些过渡区域并在SMAS下剥离，对避免伤及面神经运动支至关重要。

拉钩的下方为皮下平面

剪刀下方为浅筋膜层

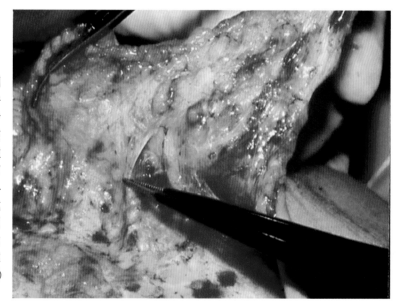

图3.3　照片示扩展SMAS的术式中剥离正确的平面（深筋膜表面），分离并提起SMAS层。片中止血钳夹持住颧骨附着部分组织，而镊子则指向尚未被离断的咬肌韧带上部。图中位于止血钳左侧可见红色的纤维为颧大肌，在其旁可见位于深筋膜表面的SMAS下脂肪（sub-SMAS fat）。一般来说，最安全的方式是在SMAS和SMAS下脂肪间的层次剥离，并在深筋膜表面保留SMAS下脂肪的完整性。对SMAS下脂肪较少者，可在SMAS、腮腺筋膜和咬肌筋膜（深筋膜）之间完成剥离。

- 面神经额支走行至颞区接近额肌时浅出，此区域的表情肌受其支配。
- 面神经额支在接近额肌时正好位于SMAS的下方，故于该处行SMAS深层剥离会造成运动神经分支的损伤（图3.4）（请参阅"4　面神经额支"）。

3.2.2　面神经颧支

- 面神经颧支出腮腺后，穿行于深筋膜的深面，并贴附于咬肌表面。
- 面神经颧支走行接近颧大肌时，通常会浅行穿透深筋膜，并走行于颧突的侧下方浅筋膜与深筋膜层之间。
- 面颊部皮下剥离至颧突外侧区域会发现纤维增多、出血量增加，这是由于颧弓韧带、咬肌韧带上部和面横动脉的穿支恰好交汇于此区域。
- 综上所述，在此区域识别正确的剥离平面变得相对困难。
- 由于面神经颧支行经于该区域的浅层，故在SMAS下平面剥离时可能会导致神经的损伤，从而引起上唇无力。
- 在面颊的区域识别出正确的平面层次有助于剥离面颊部上、下至颧突的纤维较少区域，并确保在进入该危险区前识别出准确的剥离层次（图3.5）（请参阅"5　面神经颧支和颊支"）。

3.2.3　面神经下颌缘支和颈支

- 面神经颈支于腮腺的尾部发出，几乎同时浅出穿行至浅筋膜与深筋膜之间的层次内。
- 面神经颈支穿行于下面颊区域的SMAS和颈阔肌深层，并从颈阔肌深面入肌支配颈阔肌。
- 面神经颈支在下颌角和咬肌韧带尾端附近受损伤的风险最大。
- 咬肌韧带尾端纤维通常粗壮，且与下面颊部皮肤、颈阔肌和骨膜之间形成牢固的交织附着。
- 咬肌尾端沿下颌角有上述韧带纤维的紧密附着，所以该部位也为面部危险区，在该区域剥离至颈阔肌深面会导致面神经颈支的损伤。
- 从面颊部皮下至颈部剥离时，确保在颈阔肌表面进行以保障安全（图3.6）。
- 面神经下颌缘支走行出腮腺尾部后行于深筋膜的深面，通常被SMAS下脂肪层包裹。
- 面神经下颌缘支行于深筋膜深层并跨行过面动脉和静脉，至降口角肌和降下唇肌区域开始浅行，从深面入肌支配该肌。

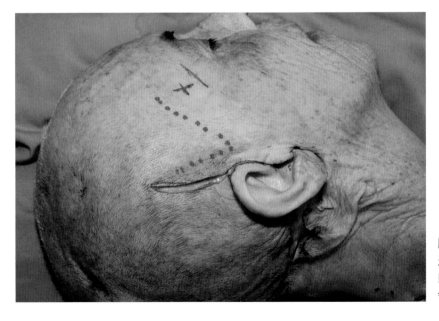

图3.4　面神经额支走行至颞区在接近额肌处浅出。图中 × 标记为危险区域，在该区域皮下剥离应浅行保守，以免造成运动神经分支损伤。

图3.5 尸体解剖图显示面神经颞支和颊支走行穿过面颊时的状况。下方的黑色箭头指向面神经颊支主干，其与腮腺导管平行，走行于该区域的深筋膜深层。而上方的箭头则指向面神经颞支，其在颧突旁入肌支配颧大肌（镊子所夹持的即是颧大肌）。值得注意的是，面神经颞支在面横动脉附近穿透深筋膜浅出后，在浅筋膜与深筋膜之间的平面走行。该区域纤维组织丰富（有颧弓韧带和咬肌韧带上部），也易出血（面横动脉的穿支），因此平面的识别相对困难。剥离过程中有疑问时，可选择浅层剥离，以避免在此危险区内误入SMAS层次的深面。

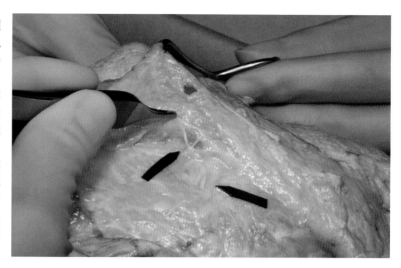

图3.6 解剖图示位于咬肌尾端边缘的面神经下颌缘支和面神经颈支的位置关系。值得注意的是，面神经颈支（下箭头）走行较面神经下颌缘支浅，在入颈阔肌之前位于颈阔肌深面（浅表筋膜和深筋膜之间）。面神经下颌缘支（上箭头）走行于深筋膜下，行于较深的层次并跨行过面动脉和面静脉，从降口角肌和降下唇肌的深面入肌支配。

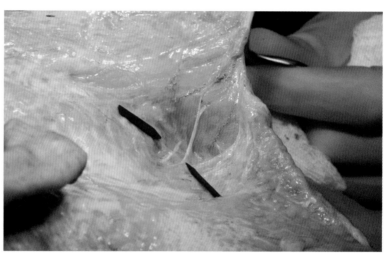

- 面神经下颌缘支穿行面颊时位置较深，所以在皮下剥离时很少会伤及。

- SMAS下剥离超越面动脉和静脉时，面神经下颌缘支被损伤的风险将增加（这对充分游离松解SMAS是非必要的）。

- 在此处咬肌韧带尾部的纤维非常致密且层次不清晰。

- 游离释放腮腺尾部前端的SMAS并分离出来后，继续钝性剥离将有利于保护其下方的面神经下颌缘支（请参阅"6 保护面神经下颌缘支和颈支"）。

3.3 技术要点

- 正确地识别剥离平面和其与面神经所在平面的相互位置关系（图3.7）。

- 当剥离接近危险区时，只有确定剥离平面后，方可在该区域中进行。当层次模糊难辨时，应先在已知的解剖区域进行剥离，然后再回到那些解剖层次不清楚的部位。仔细识别正确的剥离平面是安全的关键所在。

- 辨识SMAS（浅筋膜）横跨面颊各区域时的不同特征，以及识别SMAS在各个面部脂肪隔室

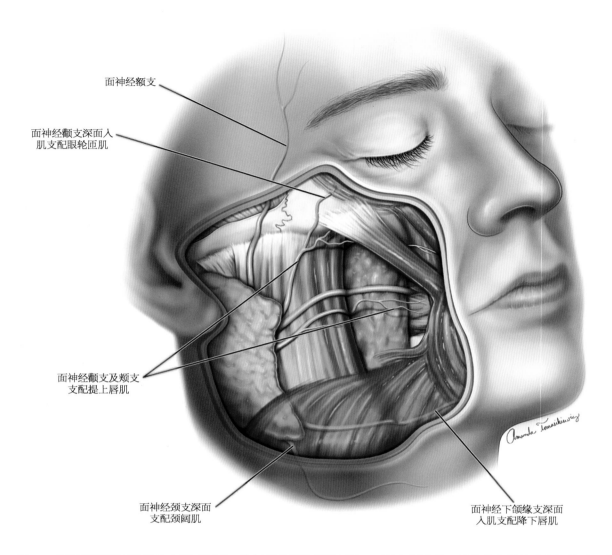

面神经额支

面神经颧支深面入
肌支配眼轮匝肌

面神经颧支及颊支
支配提上唇肌

面神经颈支深面
支配颈阔肌

面神经下颌缘支深面
入肌支配降下唇肌

图3.7 图示面颊部面神经分支相对深度。从额顶到颧弓部的区域，面神经额支位于浅筋膜和深筋膜之间的平面中，神经穿行入额肌前走行轨迹变浅。面神经颧支位于颧骨外侧、行于浅筋膜和深筋膜之间；而面神经颊支通常位于侧面颊处的深筋膜深面。面神经下颌缘支位于颊内深筋膜的深面；而面神经颈支位于浅筋膜和深筋膜之间，从腮腺发出后行于颈阔肌深面。

之间过渡区域的外观变化。

- 掀起面颊上的SMAS瓣时，要辨别腮腺包膜和咬肌筋膜，并在这些层次表面进行剥离。沿着SMAS的深面进行剥离时，应确保SMAS下脂肪层完整地覆盖在深筋膜表面，此举能确保位于深层次的面神经的安全。

延伸阅读

[1] Alghoul M, Bitik O, McBride J, Zins JE. Relationship of the zygomatic facial nerve to the retaining ligaments of the face: the Sub-SMAS danger zone. Plast Reconstr Surg. 2013; 131(2): 245e-252e.

[2] Baker DC, Conley J. Avoiding facial nerve injuries in rhytidectomy. Anatomical variations and pitfalls. Plast Reconstr Surg. 1979; 64(6): 781−795.

[3] Dingman RO, Grabb WC. Surgical anatomy of the mandibular ramus of the facial nerve based on the dissection of 100 facial halves. Plast Reconstr Surg Transplant Bull. 1962; 29: 266−272.

[4] Freilinger G, Gruber H, Happak W, Pechmann U. Surgical anatomy of the mimic muscle system and the facial nerve: importance for reconstructive and aesthetic surgery. Plast Reconstr Surg. 1987; 80(5): 686−690.

[5] Furnas DW. The retaining ligaments of the cheek. Plast Reconstr Surg. 1989; 83(1): 11−16.

[6] Pitanguy I, Ramos AS. The frontal branch of the facial nerve: the importance of its variations in face lifting. Plast Reconstr Surg. 1966; 38(4): 352−356.

[7] Roostaeian J, Rohrich RJ, Stuzin JM. Anatomical considerations to prevent facial nerve injury. Plast Reconstr Surg. 2015; 135(5): 1318−1327.

[8] Seckel B. Facial Nerve Danger Zones. 2nd ed. Boca Raton, Fl.: CRC Press; 2010.

[9] Stuzin JM, Wagstrom L, Kawamoto HK, Wolfe SA. Anatomy of the frontal branch of the facial nerve: the significance of the temporal fat pad. Plast Reconstr Surg. 1989; 83(2): 265−271.

[10] Tzafetta K, Terzis JK. Essays on the facial nerve: Part I. Microanatomy. Plast Reconstr Surg. 2010; 125(3): 879−889.

4 面神经额支
Frontal Branch of the Facial Nerve

James M. Stuzin

摘 要 与其他面神经分支走行不同，额支从腮腺发出来后行于浅筋膜与深筋膜之间的平面内，为此颞区的安全剥离层次应在面神经额支所在平面的深层或浅层进行，而在颞区的SMAS下剥离可能会导致运动神经支的损伤。理解颞深筋膜解剖及其与颞脂肪垫的关系，有助于防止颧弓骨膜下剥离时运动神经支的损伤。

关键词 面神经额支解剖、面神经额支损伤

本章重点

- 面神经额支出腮腺后向颧弓方向走行，其间穿透深筋膜，行于浅筋膜和深筋膜之间的平面，并跨过颞区向额肌方向走行。

- 颞区的软组织层次结构有别于下面颊区域。颞区软组织层次包括皮肤、皮下脂肪、SMAS（也称为颞顶筋膜）及包含SMAS下脂肪组织的疏松网状层（也称为腱膜下筋膜）和深筋膜（也称为颞深筋膜）。

- 不同的人颞区软组织厚度也不尽相同，而这些层次的同心状解剖构成关系却是恒定不变的。面神经额支位于颞部区域的疏松网状腱膜下筋膜的层次内（浅筋膜与深筋膜之间），被SMAS下脂肪层包裹，且其于此处的走行会变得更浅（位于SMAS的深面），该神经运动分支沿眶骨边缘入肌支配额肌。如在此区域皮下剥离至SMAS深层则有可能伤及该神经，为此眶上缘外侧区域是一个面部危险区域（图4.1）。

- 在二维平面上，面神经额支的分支模式存在个体差异。在颞区中其可能以单个分支或多个（最多6个）分支的形式存在。Pitanguy线（Pitanguy line，沿耳屏底部与眉外侧上方1.5 cm处做的连线）可作为面神经额支的走行路径的体表标志，该线标示出其于颞区的大致走行路径（图4.2）。

- 尽管面神经额支分支模式有所不同，但所有分支均位于颞浅动脉额支的前下方。为此在颞区剥离时，颞浅动脉的额支是一个重要的标志（图4.3a、b）。
- 在颞部危险区中，误入浅筋膜（SMAS）深层可能会损伤位于其深面的面神经额支。为此必须在SMAS浅面的皮下层次中进行剥离。
- 在如眉提升术、颅面手术等需要暴露颧弓的手术中，剥离应直接在颞深筋膜表面或在颞深筋膜浅层深面的颞浅脂肪垫内进行。该颞区深层剥离方式可避开位于浅面的运动神经支（图4.4）。
- 保障手术安全的关键是准确地识别剥离平面，并知晓剥离平面与面神经额支所在层次的位置关系（图4.5）。

4.1 安全注意事项

- 利用光照法辅助剥离皮瓣有助于准确识别皮下剥离平面。
- 颞区组织通常较薄，浅层筋膜上皮下脂肪较少，为此要确认剥离是在SMAS的表面进行，以防止误入深层。
- 颞浅动脉顶支在面神经额支的后上方，故剥离包含颞浅动脉顶支在内的颞中动脉夹层是安全的。向前下遇颞浅动脉前（额）支时，这是一个重要的解剖标志，即运动神经就在该血管的前下方（图4.3）。

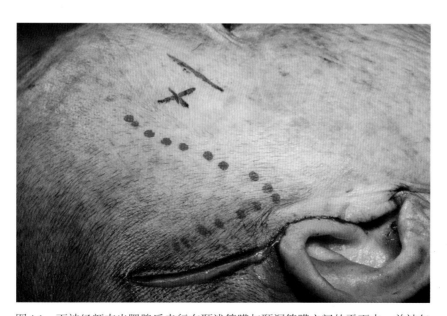

图4.1　面神经额支出腮腺后走行在颞浅筋膜与颞深筋膜之间的平面内，并被包裹于SMAS下脂肪层中。当该神经分支行经外侧眶缘及额肌外侧边缘时走行变得更浅。在该区域（图中×处）的SMAS深层剥离可能伤及额支，故也为危险区。为此要确保剥离在SMAS浅面进行。红色虚线表示颞浅动脉顶支和额支的走行路径。面神经额支总是位于颞浅动脉额支前下方。

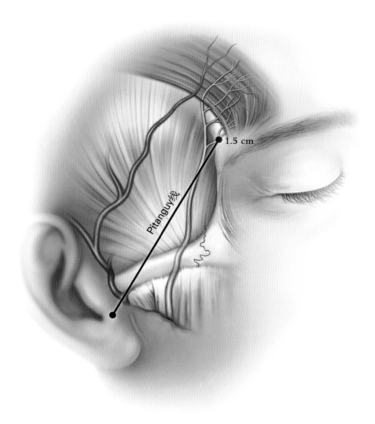

图 4.2　Pitanguy 线（Pitanguy line）是颞区内面神经额支大致走行路径的参考线。此线是耳屏底部与眉外侧上方 1.5 cm 处的连线。此线有其临床参考意义，额支可以行于颞浅动脉额支与该线之间的任何位置（尽管在三维空间中，但面神经额支的分支总是位于浅层筋膜和深筋膜之间的层次）。

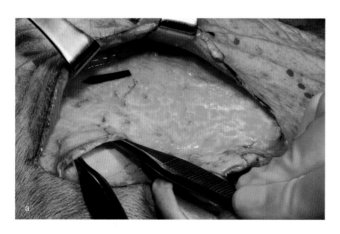

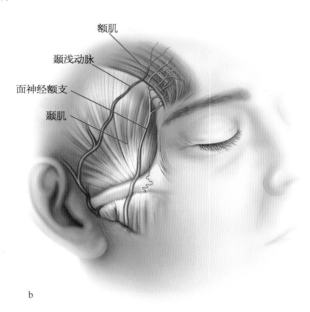

图 4.3　a. 颞浅动脉有两个主要分支，顶支（图中尸体解剖可见）和额支。额支位于前侧 SMAS 内（黑色箭头所指）。面神经运动神经分支总是位于颞浅动脉额支的前下方。要注意颞区 SMAS 的厚度，这些动脉分支包含在 SMAS 之中。另外还要留意颞区皮下和颞深筋膜之间软组织的厚度，这些软组织不仅包含了动脉分支，而且在更深的层面也包含面神经额支的分支。
b. 图示面神经额支与颞浅动脉额支的位置关系。

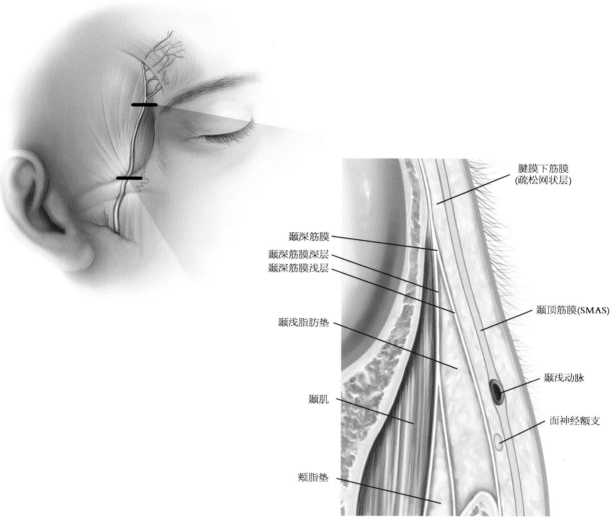

图4.4 图示颞区在上眶缘和颧弓之间的横截面。浅筋膜（SMAS）包裹着颞浅动脉，而在SMAS的深面（在浅筋膜与深筋膜之间的平面中）是疏松网状层，也称为腱膜下筋膜（subaponeurotic），其含有SMAS下脂肪层。面神经额支位于腱膜下筋膜层次，其被SMAS下脂肪所包裹。颞深筋膜在眶上缘尾部处分为两层（浅层与深层），这两层筋膜包裹着颞浅脂肪垫。在需暴露颧弓的颅面手术中，最好将颞深筋膜浅层连同颞浅脂肪垫一并剥离，而不是直接剥离至颞深筋膜表面，此种操作更有利于保护运动神经支并避免其损伤。

4.2 危险区与临床相关的应用解剖（视频4.1）

- 面神经额支出腮腺行于颧弓的骨膜表面。
- 从额顶至颧弓，面神经额支走行在SMAS（颞顶筋膜）和深颞筋膜之间的平面中，并被包裹在SMAS下脂肪层中。
- 面神经额支穿行过颞区接近额肌时走行变得更浅。神经从额肌深面入肌支配额肌，这与大多数表情肌肉支配相类似。
- 额支走行于SMAS的深层，所以在颞区内对SMAS进行剥离可能会导致其被损伤（图4.6和图4.7）。

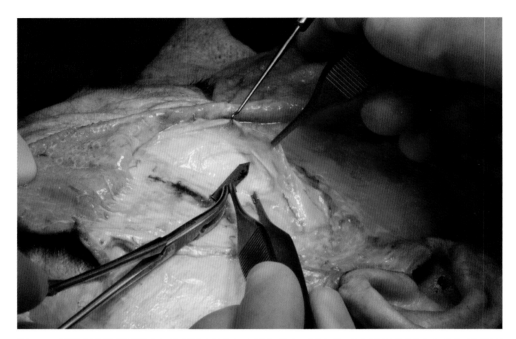

图 4.5　尸体解剖图示颞区内的面神经额支（箭头处）。额支位于疏松网状层（也称为腱膜下筋膜）内，并被 SMAS 下脂肪包裹。上述平面位于 SMAS 的深层，并在颞深筋膜的表面。在颞区额支所在平面的浅面或深面剥离是保障安全的关键。

- 额支的大致路径是沿着耳屏底部和眉外侧上方 1.5 cm 处所做的连线上。

- 在行扩展 SMAS 剥离时，其上界应保持在额支走行路径线以下，这是非常重要的安全考量因素（请参阅 "8　技术要点：扩展 SMAS 游离术和 SMAS 侧旁切除术 / 颈阔肌开窗术"）。

- 需再次强调的是，面神经额支于整个颞区中皆行于浅筋膜与深筋膜之间的平面中，因此进入 SMAS 深面剥离可造成其被损伤。在 SMAS 浅面剥离是安全的，辅助利用光照法，非常有助于确认皮下脂肪与 SMAS 之间的层次。

- 另外，行提眉术或在暴露颅面骨骼和颧弓的手术中，剥离最好在颞区的面神经额支深面进行。

- 在上述手术中，沿颞深筋膜浅面剥离至眶上缘都是安全的。

- 剥离至眶上缘尾端时，切开颞深筋膜浅层并在颞浅脂肪垫内朝颧弓方向继续剥离是个较佳的选择。这是因为在颞深筋膜浅层下的颞浅脂肪垫可作为额外的保护，可防止损伤位于浅层的神经运动支。

- 另外一个基于安全考虑的因素是，确认 SMAS 和颞深筋膜之间的腱膜下筋膜（疏松网状层）的厚度。

  — 这层疏松的网状层标示了面神经额支的所在平面，于此可见 SMAS 下脂肪（sub-SMAS fat）结构，它包裹着面神经运动分支。

  — 行眉提升类的手术时，应剥离至颞深筋膜表层，并且保持腱膜下筋膜附着于额部皮瓣上。在接近上眶缘时，SMAS 下脂肪（也就是标示额支所在的平面）清晰可见，应注意识别，剥离应在该层次的深面进行（图 4.7）。

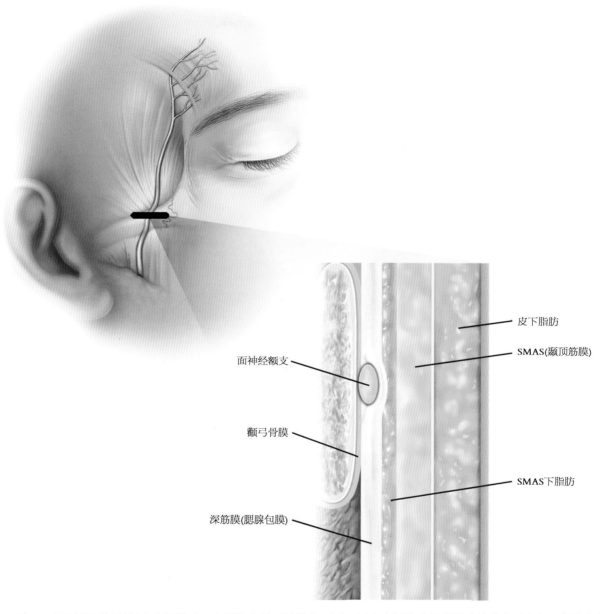

图 4.6 图示为面神经额支出腮腺后，在颧弓水平面的横截面图。额支出腮腺后紧贴颧弓骨膜表面走行，额支向额顶方向走行至颞部区域时，其穿出深筋膜并行于浅筋膜与颞深筋膜（浅筋膜与深筋膜之间）之间。

4.3 技术要点

- 颞区剥离时，应清晰地识别剥离平面以及其与面神经额支所在平面的位置关系。

- 行面部除皱手术或重建手术，在面颈部皮瓣剥离时，首选的剥离层次是在 SMAS 浅层的皮层下进行。

- 在眉提升、颅面手术等需要暴露颧弓的操作中，剥离的安全层次是在颞深筋膜和疏松网状腱膜下筋膜之间的平面。

- 眶上缘的尾端水平面，颞深筋膜分为两层并包裹着颞浅脂肪垫。在此区域剥离时，首选的平

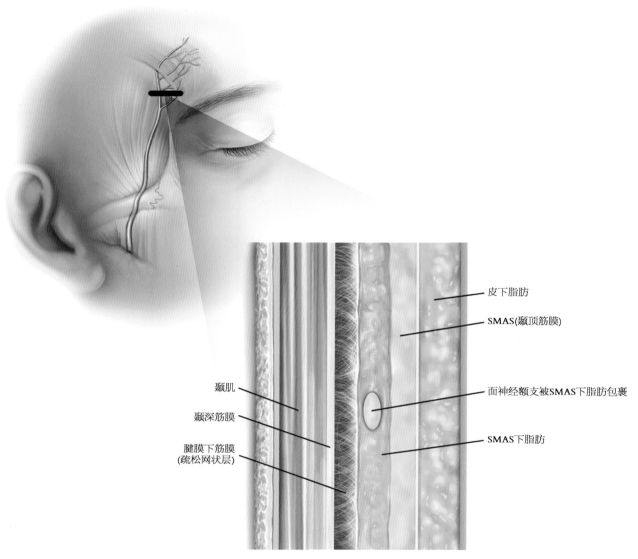

皮下脂肪

SMAS(颞顶筋膜)

颞肌

颞深筋膜

腱膜下筋膜
(疏松网状层)

面神经额支被SMAS下脂肪包裹

SMAS下脂肪

图4.7　图示为面神经额支在进入额肌之前，于眶上缘水平处的横截面示意图。在这个截面上，额支位于SMAS（颞顶筋膜）的深面，被SMAS下脂肪包裹，并与疏松网状的腱膜下筋膜毗邻。例如眉提升术中在颞部剥离时，重要的操作要点是沿颞深筋膜浅层剥离，并在额部皮瓣上完整地保留疏松网状层以利于保护位于浅面的额支。谨记，颞区内疏松的网状层也是面神经额支所在的层次。

面是切开颞深筋膜的浅层，并在颞浅脂肪垫内朝颧弓方向深至颞深筋膜浅层进行。

延伸阅读

［1］Moss CJ, Mendelson BC, Taylor GI. Surgical anatomy of the ligamentous attachments in the temple and periorbital regions. Plast Reconstr Surg. 2000; 105(4): 1475−1490, discussion 1491−1498.

［2］Pitanguy I, Ramos AS. The frontal branch of the facial nerve: the importance of its variations in face lifting. Plast Reconstr Surg. 1966; 38(4): 352−356.

[3]　Roostaeian J, Rohrich RJ, Stuzin JM. Anatomical considerations to prevent facial nerve injury. Plast Reconstr Surg. 2015; 135(5): 1318−1327.

[4]　Seckel B. Facial Nerve Danger Zones. 2nd ed. Boca Raton, Fl.: CRC Press; 2010.

[5]　Stuzin JM, Wagstrom L, Kawamoto HK, Wolfe SA. Anatomy of the frontal branch of the facial nerve: the significance of the temporal fat pad. Plast Reconstr Surg. 1989; 83(2): 265−271.

[6]　Tzafetta K, Terzis JK. Essays on the facial nerve: Part I. Microanatomy. Plast Reconstr Surg. 2010; 125(3): 879−889.

[7]　Trussler AP., Stephan P, Hatef D, et al. The Frontal Branch of the Facial Nerve across the Zygomatic arch: anatomical relevance of the high-SMAS.

5 面神经颧支和颊支
Zygomatic and Buccal Branches

James M. Stuzin

摘　要　面神经颧支和颊支出腮腺后行于深筋膜深面。颧支在此层次受到保护，但其中一分支穿过深筋膜行于颧突侧方沿SMAS深面至颧大肌，在此区域盲目的深层剥离可能会被伤及，故此区域也为面部危险区。面神经颊支向前面颊走行时较表浅，上覆于颊脂肪垫，在此处向深筋膜深层分离时可能会导致其损伤。

关键词　面神经颧和颊支解剖，面神经颧、颊支损伤

本章重点

- 出腮腺后，面神经颧支和颊支位于深筋膜深面。这些特定的运动神经分支通常有多种分支类型，这些分支之间也有多种不同的相互交通方式。

- 颧支和颊支支配唇的升肌肌群。此外，颧支还支配眼轮匝肌与眉间肌肉群。

- 出腮腺后，颧支和颊支皆位于咬肌上方的深层筋膜深面，并在行至受其支配的表情肌时向前浅出深筋膜。如前文所述，大多数神经都沿肌肉深面入肌支配表情肌（图5.1和图5.2）。

- 而面神经颧支穿行面颊内平面至颧大肌是个例外。这一分支通常位于颧突外侧，并在颧大肌外侧穿出深筋膜后走行在浅筋膜和深筋膜之间的平面内。为此，颧突下外侧区域也是一个面部危险区，在此区域行SMAS深面剥离可能会造成运动神经的损伤，从而导致上唇麻痹无力（图5.3和图5.4）。

- 从解剖学上看，在颧突外侧有致密的支持韧带，其由颧弓韧带和咬肌韧带上部共同组成。由于上述韧带的存在，在该区域皮下剥离时往往纤维较多而致密。

- 颧突外侧区域是中部脂肪隔室和颧部脂肪隔室之间的过渡区域，还有来自面横动脉的穿支，皮下剥离这个区域不仅纤维多而且血管丰富。这对于某些个体，可能会难以准确识

别皮下层次。切记，确保安全的关键是准确识别剥离平面：该处的剥离应在SMAS的浅面进行，以避免造成运动神经损伤（图5.5）。

- 面神经颊支始终行于深筋膜的深层，前行过程中其走行会逐渐变浅。面神经颧/颊支主干通常与腮腺导管平行走行，其位置较深，不易被伤及。面神经颊支在前下面颊部的位置较浅，其在颊脂垫的表面走行，如果深至SMAS深面或深筋膜深面进行剥离，其可能会被伤及。皮下组织和SMAS下脂肪薄的偏瘦或再次手术者，深层剥离而造成面神经颊支损伤的风险较高（图5.2）。

5.1 安全注意事项

- 剥离皮瓣时辅以光照法有助于识别正确的层次。
- 皮下剥离应在SMAS层表面进行，从颧突外侧至咬肌前缘的支持韧带进行，即面部脂肪隔室间的过渡交界区域，此处层次可能会变得不清晰和难以识别。
- 由于颧弓韧带和咬肌韧带上部交汇于此区域，因此颧突外侧区域处韧带纤维组织最为致密。另外，面神经颧支在此处较为表浅，准确的平面识别和浅层剥离可避免其受损。
- 面神经颊支的损伤最可能发生在咬肌前缘的韧带部位。当遇到韧带时，应仔细识别层次，确保剥离在SMAS层浅面进行，此举可有效避免其受损。

5.2 危险区与临床相关的应用解剖（视频5.1）

- 从解剖学角度来看，难以分辨面神经颧支与颊支。

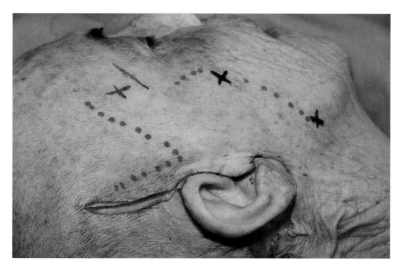

图5.1　面神经颧支出腮腺后覆贴于咬肌浅面，并走行于面颊中部的深筋膜深面。颧支行至颧大肌时逐渐浅出，并在颧骨外侧浅行出深筋膜。

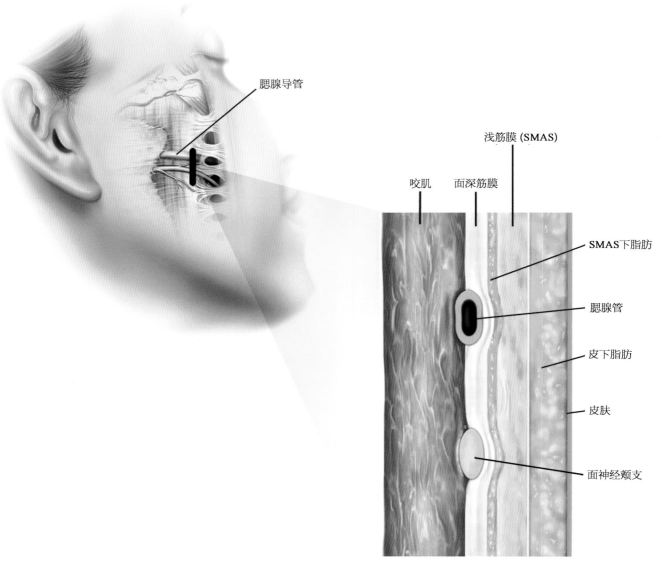

图5.2 面神经颊支出腮腺后覆贴于咬肌浅面，并走行于深筋膜深面。而受颊支所支配的表情肌位于前面部，在颊支穿行至颊脂肪垫浅面之前，一直走行在深筋膜深面，直至其行至所支配表情肌所在位置时才浅出深筋膜。颧支/颊支的大分支位于中面颊的深筋膜下方并与腮腺导管平行走行。

- 颧支和颊支都参与支配上唇提升和微笑表情活动。
- 位于上方的分支为颧支，位于下方的分支为颊支。
- 这些神经分支出腮腺后就覆贴在咬肌表面，并行于面部深筋膜的深面（图5.1和图5.2）。
- 面神经颧支在颧突外侧穿出深筋膜并走行在浅筋膜和深筋膜之间的层次，这是颧支行至颧大肌通常的路径。
- 颧突外侧区域纤维组织和血运丰富，且运动神经支走行表浅，故在此不易识别正确的剥离层次（图5.3～图5.5）。
- 颊支位于颧支的下方，其主干与腮腺导管平行走行。

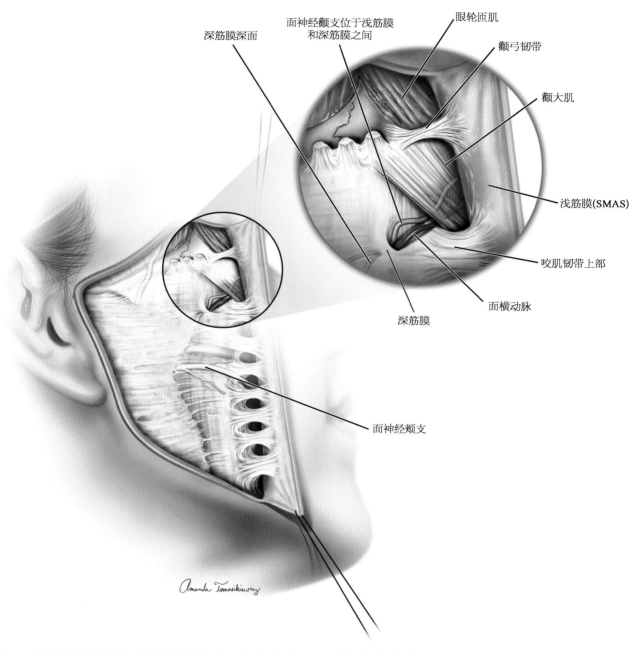

深筋膜深面

面神经颧支位于浅筋膜
和深筋膜之间

眼轮匝肌

颧弓韧带

颧大肌

浅筋膜(SMAS)

咬肌韧带上部

面横动脉

深筋膜

面神经颊支

图5.3　颧突的外侧区（上图放大的区域）是面部危险区域，此区域剥离容易损伤面神经颧支，其在此入肌支配颧大肌。面神经颧支在此区域通常位置表浅，行于浅筋膜与深筋膜之间的平面中。由于颧弓韧带和咬肌韧带上部在此区域交汇融合而致此处韧带非常致密。

- 下颊支在跨面颊部时逐渐浅行。在咬肌前缘，咬肌韧带将皮肤、浅筋膜和深筋膜融合固定于咬肌之上。

- 中颊部的咬肌韧带（咬肌韧带中部）纤维通常菲薄，该区剥离平面易于识别。但如在此处也即中脂肪隔室、颧脂肪隔室和下颌脂肪隔室间的过渡交界区域深层剥离时，可能会导致面神经颊支损伤（图5.6）。

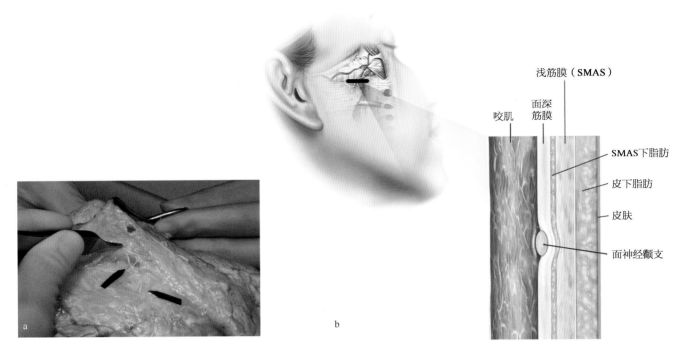

图 5.4　a. 尸体解剖照片显示了颧支位于颧突外侧的表浅位置。照片中 SMAS 层被掀开，显露出 SMAS 下层结构。镊子夹持处为颧大肌。颧支位于浅筋膜和深筋膜之间，跨过面横动脉并在颧大肌深面入肌支配颧大肌（上箭头处）。而下箭头指向腮腺导管和与其平行的颊支主干。腮腺导管与颊支都位于面中部深筋膜的深面。
b. 插图显示了颧突外侧的 SMAS 深层平面。值得注意的是面神经颧支位于 SMAS 深层（在浅筋膜与深筋膜之间的平面内）；而腮腺导管和面神经颊支位于更深的深筋膜深面。

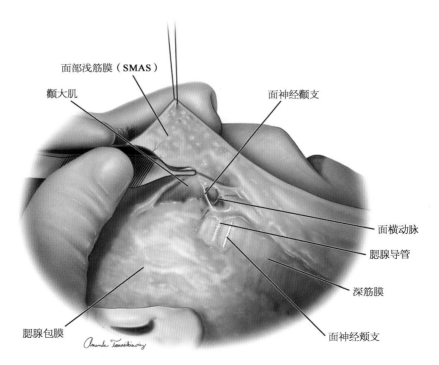

图 5.5　图示面神经颧支在颧突外侧穿出深筋膜。需要注意的是位于浅面的面神经颧支相邻的面横动脉、颧弓韧带和咬肌韧带上部的纤维。此区域运动神经支位置表浅且血管和纤维组织非常丰富，故在此面部危险区剥离时务必在正确的层次中进行。

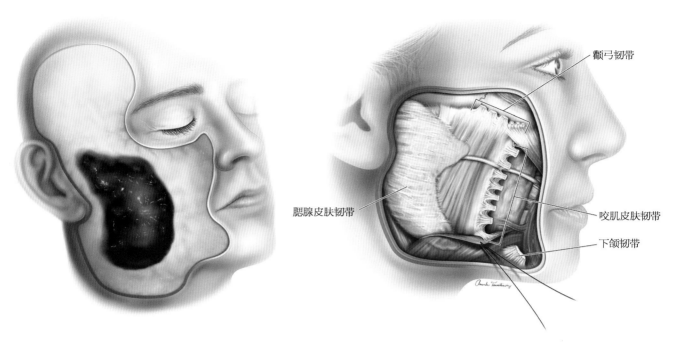

颧弓韧带

腮腺皮肤韧带

咬肌皮肤韧带

下颌韧带

图5.6 咬肌韧带将中脂肪隔室、颧部脂肪隔室和下颌脂肪隔室区隔开。在侧面颊至内侧面颊脂肪隔室之间的过渡区域，剥离时会遇到韧带和血管穿支。在此区域，颊支始终位于深筋膜的深面，然而对于皮下脂肪或SMAS下脂肪少的瘦弱者或再次手术者，可能难以识别准确的剥离层次，从而导致误入深层剥离而致面神经颊支损伤。必须强调的是在脂肪隔室交界处，剥离层次应保持在SMAS的浅面。

5.3 技术要点

- 识别正确的剥离平面及其与面神经走行的相互位置关系。皮下剥离的正确层次应为SMAS的浅面；而在SMAS下剥离则应于深筋膜的浅面。

- 确认剥离区域是否接近面部危险区。

- 颧支所在的危险区在颧突的外侧区域，由于颧弓韧带、咬肌韧带以及面横动脉穿支都汇聚于此处，剥离该区域会遇多量的纤维组织与血管。当剥离开始变得不清晰，最安全的剥离方式是从已知解剖区域进行，并从头侧或尾端到达上述区域，以确保在接近危险区时是在SMAS的浅面进行。

- 在面颊中部沿着咬肌前缘剥离过程中，至中脂肪隔室、颧部脂肪隔室和下颌脂肪隔室间的过渡区时，会遇到咬肌韧带中部的纤维，这些纤维会使得识别正确的层次变得相对困难。谨记，确保剥离层次在SMAS浅面可防止运动神经分支损伤。

- 扩展SMAS剥离时，应从腮腺、腮腺副叶和颧大肌的表面分离出浅筋膜（SMAS）。

    — 识别腮腺包膜和深筋膜，并且剥离时不要侵及此层次以下的组织，此举是SMAS深面剥离保障安全的关键。

    — 沿SMAS的深面剥离时要保留SMAS下脂肪层的完整性，以作为神经的保护层并可避免其损伤（请参阅"8 技术要点：扩展SMAS游离术和SMAS侧旁切除术/颈阔肌开窗术"）。

延伸阅读

[1] Alghoul M, Bitik O, McBride J, Zins JE. Relationship of the zygomatic facial nerve to the retaining ligaments of the face: the Sub-SMAS danger zone. Plast Reconstr Surg. 2013; 131(2): 245e−252e.

[2] Baker DC, Conley J. Avoiding facial nerve injuries in rhytidectomy. Anatomical variations and pitfalls. Plast Reconstr Surg. 1979; 64(6): 781−795.

[3] Mendelson BC, Muzaffar AR, Adams WP, Jr. Surgical anatomy of the midcheek and malar mounds. Plast Reconstr Surg. 2002; 110(3): 885−896, discussion 897−911.

[4] Mendelson BC, Jacobson SR. Surgical anatomy of the midcheek: facial layers, spaces, and the midcheek segments. Clin Plast Surg. 2008; 35(3): 395−404, discussion 393.

[5] Roostaeian J, Rohrich RJ, Stuzin JM. Anatomical considerations to prevent facial nerve injury. Plast Reconstr Surg. 2015; 135(5): 1318−1327.

[6] Seckel B. Facial Nerve Danger Zones. 2nd ed. Boca Raton, FL: CRC Press; 2010.

[7] Skoog T. Plastic Surgery- New Methods and Refinements. Philadelphia: WB Saunders; 1974.

[8] Stuzin JM, Baker TJ, Gordon HL. The relationship of the superficial and deep facial fascias: relevance to rhytidectomy and aging. Plast Reconstr Surg. 1992; 89(3): 441−449, discussion 450−451.

[9] Tzafetta K, Terzis JK. Essays on the facial nerve: Part I. Microanatomy. Plast Reconstr Surg. 2010; 125(3): 879−889.

6

保护面神经下颌缘支和颈支
Protecting the Marginal and Cervical Branches of the Facial Nerve

James M. Stuzin

摘　要　　面神经下颌缘支与颈支主支配下唇肌群的运动和收降功能。下颌缘支支配降口角肌、降下唇肌、颏肌和口轮匝肌；而颈支则支配颈阔肌。二者间有许多交通支相互连接，协同完成多种表情动作。下颌缘支走行于深筋膜深面，颈支则走行较浅，位于SMAS层深面，因此颈阔肌深面的剥离操作有可能会伤及这两个运动神经的分支。面神经颈支的危险区是中脂肪隔室与下颌脂肪隔室的交界区域，该区域由咬肌韧带尾端所区隔。

关键词　　面部危险区、下颌缘支和颈支、面神经损伤

本章重点

- 面神经下颌缘支和颈支在二维平面上的走行差异很大，因此面颈部剥离时很难确认这两支神经的具体位置。
- 在三维空间的定位中，面神经下颌缘支和颈支的位置与所在层次恒定且可预知。
- 充分了解三维解剖结构，也就意味着明确了剥离平面以及这些神经分支易受损伤的危险区域，并可在面除皱术中避免神经的医源性损伤。
- 面神经颈支在下颌角区域的下颌边缘与咬肌韧带尾端的交界处最容易受到损伤。
- 从面颊部向颈部剥离的安全层次应在皮下与颈阔肌浅面之间。

6.1　安全注意事项

- 面神经下颌缘支与颈支皆走行于SMAS及颈阔肌的深面。
- 在SMAS、颈阔肌的浅面进行皮下剥离操作是安全的，故应准确识别SMAS和颈阔肌解剖层次。

- 面神经颈支较下颌缘支位置更为表浅，因此其受损的概率更高。

- 面神经颈支沿下颌角近咬肌韧带尾侧入肌并支配颈阔肌，此处其最易受到损伤。

- 咬肌韧带的尾部自咬肌纵向向浅层延伸穿过颈阔肌后进入皮肤，而从面颊向颈部剥离时，会遇到这些纤维而造成层次识别困难。面神经颈支在该区域位置较浅，误入深层剥离可能会导致其损伤。

- 在颈支穿出腮腺尾部前端的深筋膜处行SMAS下剥离，其可能会被伤及。该处应掀起SMAS时采用钝性剥离，可有效防止神经损伤。

- 在颈部祛除脂肪的过程中，如剥离误入颈阔肌，则有可能伤及于颈阔肌内的面神经颈支分支。此类损伤的表现通常是一过性的且很快能自愈，而颈支主干的损伤通常需要4～8周方可恢复。

- 下颌缘支位置较深，行于面颊部深筋膜的深层，故发生损伤的概率较小。

6.2　应用解剖（视频6.1）

- 面神经下颌缘支与颈支的分支相互交通连接，并可协同完成支配下唇的运动。尸体解剖中常会观察到颈支和下颌缘支之间的神经交通支，这也间接证实了这两支神经协同支配下唇的运动功能（图6.1）。

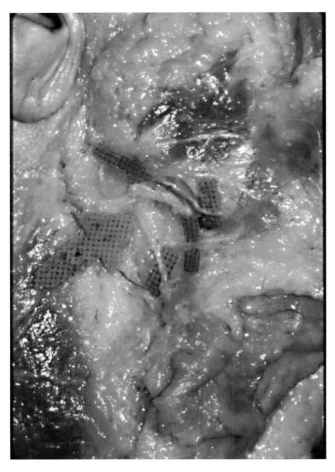

图6.1　尸体解剖照片显示面神经下颌缘支与颈支之间的交通连接。大箭头指向颈支，而较小的箭头标示了走行较深的下颌缘支。解剖时通常会看到这两个分支之间的神经分支交通连接，也间接证实了这两支神经分支协同支配表情肌。

- 面神经颈支通常为颈阔肌的主要支配神经，而下颌缘支则主要支配降口角肌、降下唇肌、颏肌和口轮匝肌。

- 在面颈部行皮下或SMAS下/颈阔肌剥离时，保障安全的关键在于知晓这些神经分支在面颈部走行的深度。

- **下颌缘支的层次深度**：出腮腺尾部前端后，面神经下颌缘支走行于SMAS深面，并被SMAS下脂肪层包裹。即使在瘦弱者的尸体解剖中，也能见到腮腺尾部前缘的面神经下颌缘支贴覆于SMAS下的脂肪上，这也为该神经的定位提供了有价值的标识。

- 下颌缘支向下唇方向走行时位于深筋膜的深面，当其跨越过面动、静脉的表面时，同样行于深筋膜下，且深筋膜将其与咬肌及下颌骨紧紧地束缚固定（图6.2）。

- 面神经下颌缘支朝下唇方向走行至下唇的降肌前始终位于深筋膜的深面。其行达降口角肌时穿透深筋膜，并沿肌肉深面入肌支配下唇的降肌群。部分下颌缘支的分支继续沿深层向颏肌走行，并于颏肌表面入肌支配（图6.3）。这有别于大多数表情肌的神经入肌支配方式，一般表情肌是神经从其深面入肌支配。

- **颈支的层次深度**：颈支的分支数量和位置往往有较大的个体差异。出腮腺尾部前端后，颈支穿透深筋膜并在SMAS下的平面内走行，即颈阔肌深面与深筋膜之间的层次。

- 尽管颈支邻近下颌缘支，而颈支是在SMAS下的平面内穿行，但其相对于下颌缘支走行更浅，为此误入至颈阔肌深面剥离，颈支医源性损伤的风险更高。颈支与下颌缘支的解剖位置决定了颈支被损伤的概率远高于下颌缘支，临床上下颌缘支受损相当罕见（图6.4和图6.5）。

6.3 危险区与临床相关的应用

6.3.1 颈支

- 咬肌尾部的前边界标示出了颈支所在的危险区。就解剖学而言，下颌边界附近的咬肌韧带尾端纤维非常致密，几乎趋于实质性结构，这使得该区域的皮肤、颈阔肌、深筋膜与咬肌紧密地交织结合在一起（图6.6）。

- 皮下脂肪极少的瘦弱者面神经颈支受损的风险最大。

  - 从面颊部沿下颌缘向颈部剥离，当遇咬肌韧带的尾部时，即为面神经危险区。此处的韧带纤维非常致密，剥离时可能难以识别所在的解剖层次。

  - 可以在下颌处的体表触及这个危险区的位置：咬紧牙齿，将示指放在咬肌前壁的下边界，沿咬肌前缘提捏下颌缘和下颌骨表面的皮肤，感觉到此处皮肤的固定程度较上颊更紧致，且移动度明显减少。此即是咬肌韧带尾端的纤维牢固地附着于皮肤上，因此该区域颈阔肌和皮肤之间的剥离相当困难。

  - 在许多病例中，面神经颈支通常会在此处进入颈阔肌的深面，因此在该"面部危险区"中行颈阔肌下的剥离有可能会伤及颈支。

- 面神经下颌缘支在该位置被深筋膜束缚固定于下颌骨和咬肌上，因此受到保护而不易被伤及。

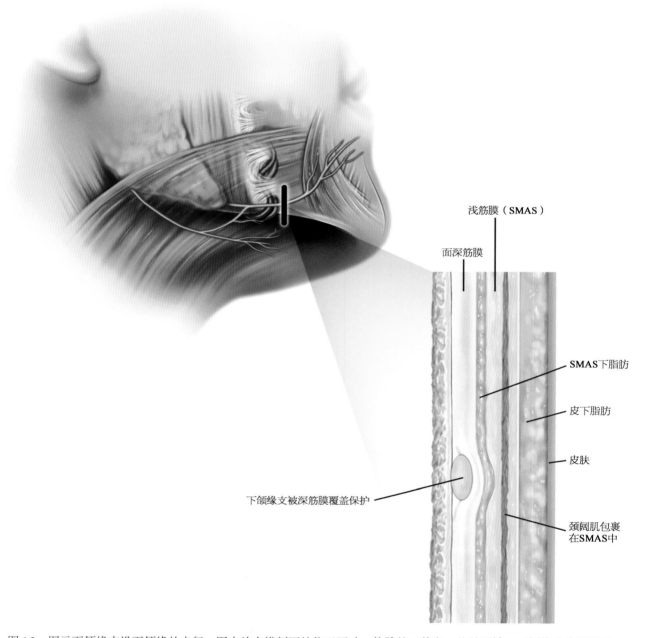

浅筋膜（SMAS）

面深筋膜

SMAS下脂肪

皮下脂肪

皮肤

下颌缘支被深筋膜覆盖保护

颈阔肌包裹
在SMAS中

图6.2 图示下颌缘支沿下颌缘的走行，图中放大横剖面处位于面动、静脉的正前方。此处面神经下颌缘支位于深筋膜深层，走行相对较深，于此其受到了相对的保护，继续沿下颌缘前行至降口角肌与降下唇肌处穿出深筋膜后，于肌肉深面入肌支配。

- 下唇的下降活动被面神经下颌缘支主导支配，故当颈支意外被损伤后，通常在4～8周内即可完全恢复下唇的运动功能。
- 掀起SMAS瓣或行颈阔肌开窗术（platysma window procedures）时，面神经颈支也可能会被伤及。仔细剥离上覆于腮腺和胸锁乳突肌前缘的SMAS可确保安全。

当SMAS皮瓣向前方提升时，要准确识别面神经颈支，随后在腮腺和胸锁乳突肌之前的网状平面内行钝性分离，以避免其被损伤。

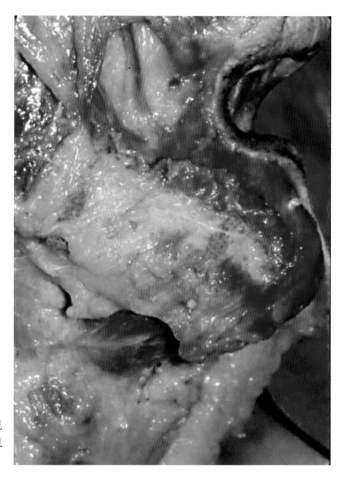

图6.3 尸体解剖照片展示了下颌缘支行达降口角肌与降下唇肌的路径。如图所示，下颌缘支沿着上述肌肉的深面入肌支配肌肉。

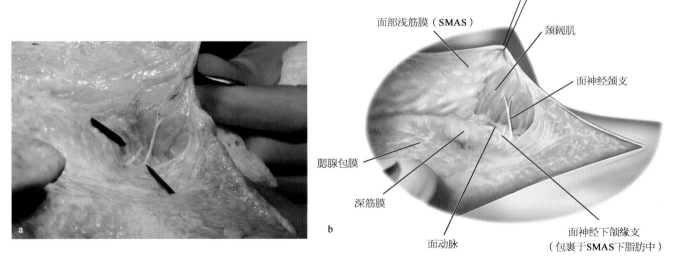

图6.4 a.尸体解剖图显示颈支（位于浅筋膜与深筋膜之间的平面内）及其与下颌缘支、面动脉和面静脉间的位置关系，上述结构位于下颌缘深筋膜深面的位置（上箭头）。下箭头指向面神经颈支支配颈阔肌（镊子）的位置，此位置颈阔肌深面剥离可能会导致其被损伤。
b.图示面神经颈支沿下颌缘的走行，其行于浅筋膜和深筋膜之间。下颌缘分支、面动脉和面静脉则位于该位置深筋膜的深面。

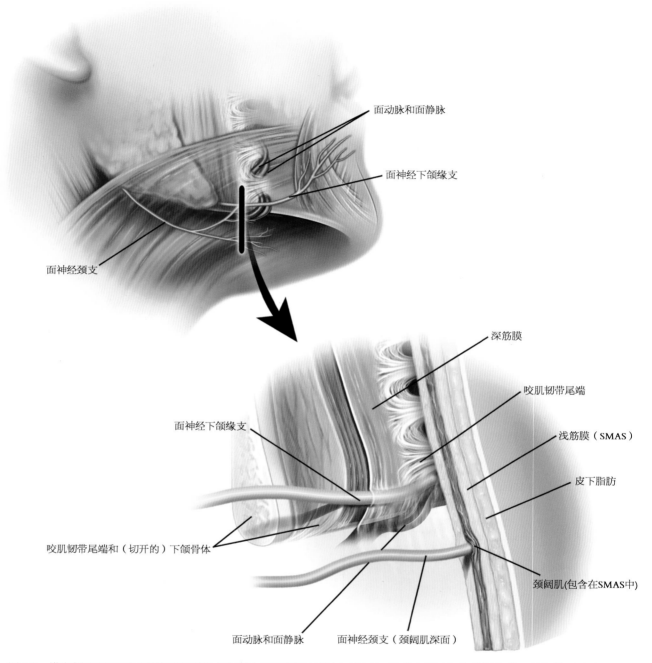

面动脉和面静脉

面神经下颌缘支

面神经颈支

深筋膜

咬肌韧带尾端

浅筋膜（SMAS）

皮下脂肪

面神经下颌缘支

咬肌韧带尾端和（切开的）下颌骨体

颈阔肌(包含在SMAS中)

面动脉和面静脉　面神经颈支（颈阔肌深面）

图 6.5　横向剖面图展示了面神经下颌缘支和颈支于下颌缘处的相对深度。注意上图咬肌韧带尾部附近的韧带纤维将皮肤固定到咬肌尾部。下颌缘支位置较深，因此相对受到保护，反观颈支由于位置较浅可能因误入深层剥离而受到损伤。

6.3.2　下颌缘支

- 下颌缘支位置较深，因此皮下或 SMAS 下剥离时很少会伤及。操作时只要不侵及深筋膜的平面，即可防止下颌缘支的损伤。

- 就 SMAS 下剥离或进行颈阔肌开窗术的安全性而言，应沿腮腺尾部和胸锁乳突肌前缘剥离，再从支持韧带中游离释放 SMAS 后，继续向前进入浅筋膜和深筋膜之间的一个网状平面。

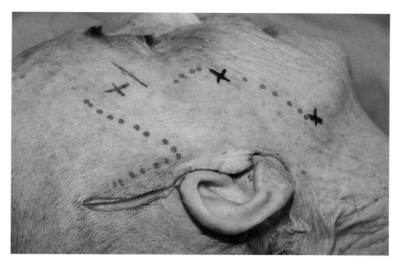

图 6.6 位于面下部的 × 标记为颈支所在的面部危险区。注意该区域被下颌角和咬肌韧带尾部所标定。面神经颈支通常在该区域走行于颈阔肌深面正下方，于浅筋膜和深筋膜之间的平面中。

- 在向腮腺尾部前端进行剥离时，可见上覆于深筋膜的 SMAS 下脂肪层，此时下颌缘支的位置就很容易被识别了。
- 多数情况下，下颌缘支被 SMAS 下脂肪包裹覆盖。因此 SMAS 下剥离时下颌缘支并不明显可见。如前所述，防止下颌缘支损伤的关键是在剥离过程中不要侵及深筋膜。
- 在确认腮腺和胸锁乳突肌前的疏松网状层后，在浅筋膜和深筋膜之间行轻柔的钝性剥离，可有效防止下颌缘支和颈支被损伤，同时也可将 SMAS/颈阔肌瓣进行充分游离。

6.4 小结

与其他面神经分支一样，避免运动神经分支损伤的核心在于准确地识别剥离平面，并理解其与面神经所在层次的相互位置关系。面神经颈支是面部除皱术中最常受损的分支，这是由其解剖位置所决定的，即其出腮腺后位于浅和深筋膜之间的平面内，也就是在颈阔肌的深面。面神经颈支的分支走行至颈阔肌深面后部分穿行于颈阔肌中，而剥离深入颈阔肌（尤其是沿下颌缘的区域）可能会伤及神经分支而产生暂时的下唇麻痹，因此这种情况最常发生于下颏下方颈部剥离和祛脂术的过程中。但幸运的是，面神经下颌缘支主导了支配下唇的运动功能，所以这种麻痹会在一段时间后自行恢复。在颈部和祛除脂肪手术中，需确认颈阔肌的浅层面，保留肌肉浅面的筋膜以保持肌肉的完整性，此举可确保神经不被损伤。

延伸阅读

[1] Baker DC, Conley J. Avoiding facial nerve injuries in rhytidectomy. Anatomical variations and pitfalls. Plast Reconstr Surg. 1979; 64(6): 781–795.

[2] Dingman RO, Grabb WC. Surgical anatomy of the mandibular ramus of the facial nerve based on the dissection of 100 facial halves. Plast Reconstr Surg Transplant Bull. 1962; 29: 266–272.

[3] Freilinger G, Gruber H, Happak W, Pechmann U. Surgical anatomy of the mimic muscle system and the facial nerve: importance for reconstructive and aesthetic surgery. Plast Reconstr Surg. 1987; 80(5): 686–690.

[4] Roostaeian J, Rohrich RJ, Stuzin JM. Anatomical considerations to prevent facial nerve injury. Plast Reconstr Surg. 2015; 135(5): 1318–1327.

[5] Seckel B. Facial Nerve Danger Zones. 2nd ed. Boca Raton, FL: CRC Press; 2010.

[6] Stuzin JM, Baker TJ, Gordon HL. The relationship of the superficial and deep facial fascias: relevance to rhytidectomy and aging. Plast Reconstr Surg. 1992; 89(3): 441–449, discussion 450–451.

[7] Tzafetta K, Terzis JK. Essays on the facial nerve: Part I. Microanatomy. Plast Reconstr Surg. 2010; 125(3): 879–889.

7 耳大神经
Great Auricular Nerve

James M. Stuzin

摘 要 耳大神经是支配耳垂和侧面颊的感觉神经支，其可能是面部除皱术中最易受损的神经。充分理解耳大神经在颈外侧穿行过程中与颈部浅筋膜和胸锁乳突肌的三维位置关系，可有效避免其受损伤。本章主要阐述耳大神经的解剖以及如何避免其被误伤。

关键词 耳大神经危险区、耳大神经损伤

本章重点

- 耳大神经是颈神经丛的感觉分支，源自C2、C3神经节。耳大神经司腮腺区、耳垂及耳下部皮肤的感觉。

- 耳大神经损伤将导致上述区域感觉麻木，在某些情况下因形成神经瘤而引发疼痛及麻木（painful dysethesia）。

- 耳大神经始终位于颈外静脉的外侧。由于颈外静脉通常在体表可见，其可作为耳大神经的体表定位标志（图7.1）。

- 经典的耳大神经定位标志是McKinney点（McKinney point），其位于胸锁乳突肌的中点或外耳道下方6.5 cm处（图7.2）。

- 耳大神经走行位于颈筋膜的深层，其上覆于颈阔肌表面和胸锁乳突肌外侧。而胸锁乳突肌表面的颈筋膜与面颊部的SMAS相延续（图7.3）。

- 皮下剥离深度不要深于覆盖于胸锁乳突肌表面的颈筋膜，此举可有效避免误伤耳大神经。

7.1 安全注意事项

- 耳后区域进行剥离时，应识别贴覆在胸锁乳突肌上的颈筋膜，剥离切勿深入颈筋膜。

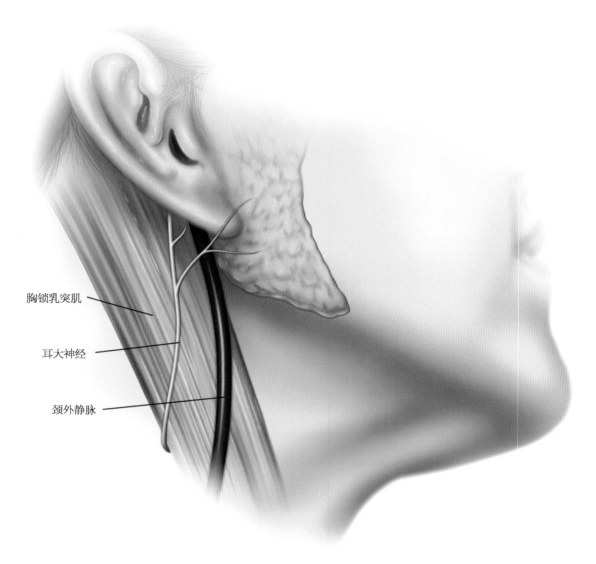

胸锁乳突肌

耳大神经

颈外静脉

图7.1　耳大神经位于颈外静脉外侧，是颈神经丛的感觉分支，通常分为前支、后支和耳垂支，支配耳垂和侧面颊的感觉。

- 如见到胸锁乳突肌肌纤维，就表明剥离层次过深。
- 自耳后区沿胸锁乳突肌后缘剥离，此处皮肤与胸锁乳突肌附着较紧，且皮下脂肪过少，平面的识别开始变得困难，致使该区域误伤耳大神经的概率最高。
- 耳大神经的分支走行有较大的个体差异，常见的分支包括前支、后支和耳垂支。这些神经分支进入耳垂区域时走行较为表浅而易见。
- McKinney点虽是耳大神经定位非常实用的标志，但观察发现耳大神经在胸锁乳突肌中点的位置存在个体差异。比如在某些颈部细长者中，耳大神经会在较McKinney点低的位置横过胸锁乳突肌中点，然后沿胸锁乳突肌前缘上行，上述情况在行颈阔肌开窗术（platysma window techniques）或SMAS下剥离时就有可能伤及耳大神经（图7.4）。

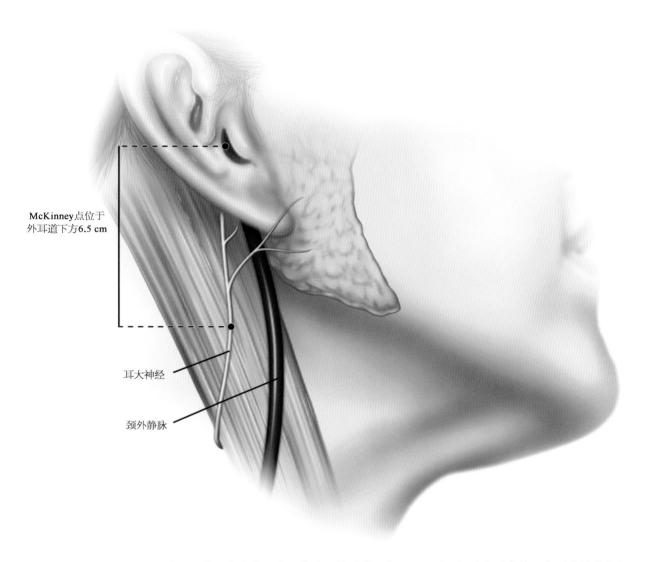

McKinney点位于外耳道下方6.5 cm

耳大神经

颈外静脉

图7.2 McKinney点是耳大神经经典的定位参照点，其位于外耳道下方6.5 cm处，标示出耳大神经穿过胸锁乳突肌中点的位置。如深入颈筋膜剥离，耳大神经无论位于何处都有受损的可能。

7.2 危险区与临床相关的解剖应用

- 耳大神经沿着胸锁乳突肌后缘行离Erb点（Erb point，位于锁骨上的胸锁乳突肌后缘）后，越过胸锁乳突肌朝外耳方向上行。

- 多数人的耳大神经分为前支、后支和耳垂支。三个分支沿颈部上行过程中逐渐浅出，剥离耳垂邻近区域时，遇到耳大神经分支的情况并不少见。

- 尽管耳大神经大都在外耳道下方6.5 cm处越过胸锁乳突肌中点的位置，但是还应意识到耳大神经的解剖位置存在个体差异。而唯一恒定不变的是耳大神经的分支都行于SMAS、颈阔肌和胸锁乳突肌表面的颈筋膜深面。

- 耳后区域皮下剥离时，确认覆盖于胸锁乳突肌前缘上的颈筋膜，并保持在该层的浅面进行，

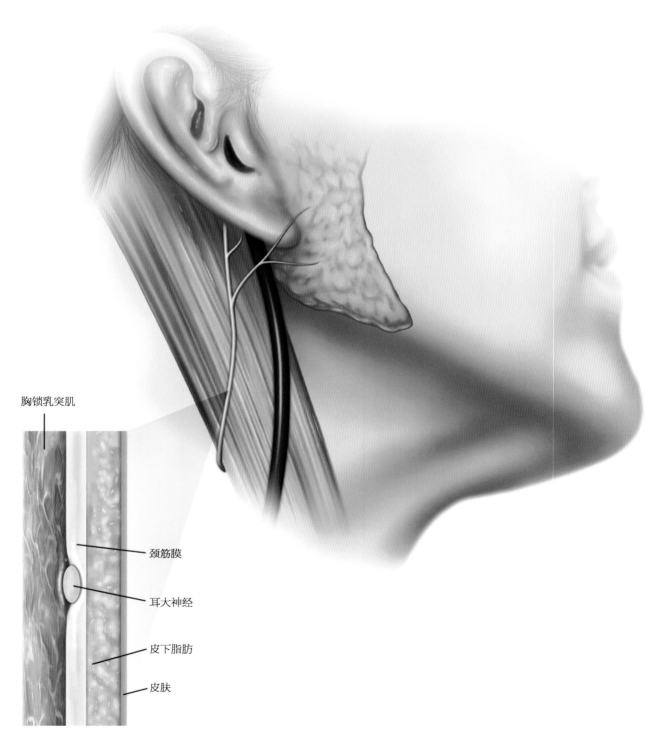

胸锁乳突肌

颈筋膜

耳大神经

皮下脂肪

皮肤

图 7.3　防止耳大神经损伤的关键是明确其所行的深度与精确地把握剥离的层次。尽管耳大神经分支模式存在个体差异，但耳大神经始终走行在上覆于胸锁乳突肌表面的颈筋膜深面。只要剥离操作保持在颈筋膜的浅面进行即可有效防止耳大神经的损伤。

以保障安全。耳大神经恒定位于颈筋膜深面，如见到了胸锁乳突肌的肌纤维，表明剥离层次过深（图 7.3）。

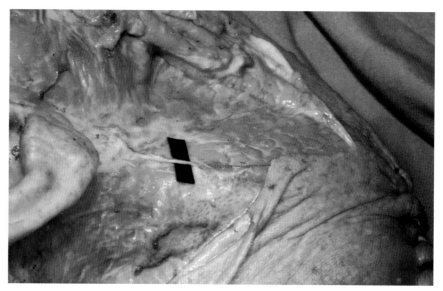

图7.4 尸体解剖标本显示了耳大神经的走行路径，在此标本中耳大神经覆于胸锁乳突肌上。McKinney点虽是耳大神经的经典定位参照点，但其在胸锁乳突肌上的走行路径仍存在诸多个体差异，恒定不变的是耳大神经的三维解剖位置，其始终位于贴覆在胸锁乳突肌上的颈筋膜和颈阔肌的深面。

7.3 技术要点

- 在耳后区域剥离时会遇到多量的纤维组织和血管，故进入正确的层次尤为重要。谨记剥离应在胸锁乳突肌上覆颈筋膜更浅的层次内进行。

- 如果剥离时见到胸锁乳突肌肌纤维，这就明确分离层次过深且深于颈筋膜，继续操作一定要调至更浅的层次。利用光透照法可以有效地辅助确认皮下的剥离深度。

- 颈部较低位置处皮下附着的韧带厚实致密，且皮下脂肪较少，此处沿胸锁乳突肌后缘剥离时最易伤及耳大神经，因此操作要保持在颈筋膜的浅层进行。如无法准确识别层次时，采用钝性剥离以避免损伤神经。

- McKinney点虽是耳大神经横跨胸锁乳突肌浅面很实用的指引点，但其走行变异较大，因此精准地识别剥离平面的深度才是避免损伤耳大神经的最佳方法。耳大神经始终走行于颈筋膜深面，保持在皮下层和颈筋膜之间的层面进行剥离是安全无虞的。

- 行颈阔肌开窗术或沿颈阔肌外边界的SMAS下层次剥离时，必须要注意到附近走行的耳大神经。操作要点是在切开颈阔肌外侧后，直接沿颈阔肌的深面进行剥离，并避开位于前侧的神经分支，切开后钝性分离也是避免神经损伤的举措（视频7.1）。

延伸阅读

[1] McKinney P, Katrana DJ. Prevention of injury to the great auricular nerve during rhytidectomy. Plast Reconstr Surg. 1980; 66(5): 675−679.

[2] Seckel B. Facial Nerve Danger Zones. 2nd ed. Boca Raton, FL: CRC Press; 2010.

[3] Baker TJ, Gordon HL, Stuzin JM. Surgical Rejuvenation of the Face. 2nd ed. St Louis, Mosby Year-Book; 1996.

[4] Stuzin JM. MOC-PSSM CME article: Face lifting. Plast Reconstr Surg. 2008; 121(1, Suppl): 1−19.

技术要点：扩展SMAS游离术和SMAS侧旁切除术/颈阔肌开窗术

Technical Considerations: Extended SMAS Dissection and Lateral SMASectomy/Platysma Window

James M. Stuzin

摘　要　现代面部提升技术的基本理念就是利用SMAS筋膜游离提升，并将面部的脂肪组织从前面颊部转移至脂肪组织萎缩的侧面颊和颞部区域，以恢复年轻的面部容量状态。本章讨论了两种常用面部提升术式：扩展SMAS游离术（extended SMAS dissection）、外侧SMAS侧旁切除术（lateral SMASectomy）/颈阔肌开窗术（platysma window），还着重探讨了这些手术过程中如何避免误伤面神经分支。

关键词　SMAS扩展及高位扩展术、SMAS侧旁切除术、SMAS折叠缝合术、颈阔肌开窗术

本章重点：扩展SMAS游离术（extended SMAS dissection）

- 行SMAS游离上提手术（侧面部SMAS及与之延续的颞脂肪垫下剥离），精准的皮下剥离是手术成功的关键所在。
  - 沿SMAS的浅面剥离并保留完整的皮下脂肪层，以增加深面SMAS瓣的厚度，可使SMAS瓣的游离上提变得相对简单。
  - 利用光透照法有助于精确地剥离皮瓣（图8.1）。
- 游离SMAS瓣时，确认SMAS和腮腺包膜之间的层次很重要。SMAS深层剥离时要避免侵及腮腺筋膜或面深筋膜，以确保腮腺导管与面神经分支的安全，从而避免发生腮腺瘘及面神经分支的损伤。
- SMAS瓣由腮腺表面游离上提之后，将SMAS下脂肪层尽量保留在面深筋膜上，并在SMAS与SMAS下脂肪之间进行剥离，这样可有效保护深筋膜深面的面神经分支（图

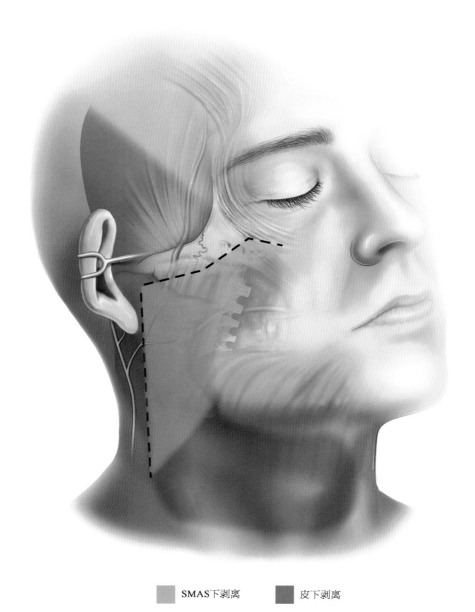

☐ SMAS下剥离   ■ 皮下剥离

图8.1　图示用于SMAS游离上提术的切口，也标示出了从固定结构游离释放SMAS所需的SMAS下剥离的范围。这种切口的设计能从面部支持韧带的束缚中释放侧颊和颧部的SMAS，并可将前面颊脂肪重新移位至侧上面颊部，从而恢复年轻的面部容量状态。

8.2a、b）。

- SMAS下剥离的边界是在SMAS的固定区与可移动区的交界处，也就是剥离在经过支持韧带后结束。

- 扩展SMAS游离术的剥离范围一般包括腮腺表面、颧弓外侧、咬肌韧带上部以及胸锁乳突肌前缘的交界（图8.3）。

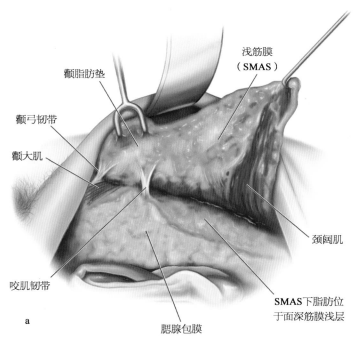

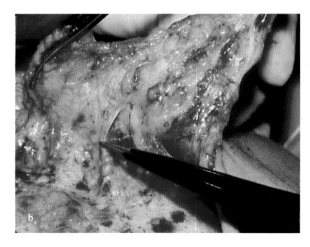

颧脂肪垫

浅筋膜（SMAS）

颧弓韧带

颧大肌

颈阔肌

咬肌韧带

SMAS下脂肪位于面深筋膜浅层

腮腺包膜

a

b

图8.2　a. SMAS下剥离的关键在于准确识别浅筋膜和深筋膜之间的层次。腮腺包膜即为深筋膜，因此在SMAS游离上提时，为确保安全，应保持在腮腺包膜的浅面剥离。继续向腮腺前方剥离时，会见到深（咬肌）筋膜，为避免深层剥离，应常规于深筋膜表面保留完整的SMAS下脂肪层。

b. SMAS游离上提术的术中照片。止血钳上方沿颧骨钳持在颊脂肪垫上，止血钳侧方显露出颧大肌。下方指向咬肌韧带上端，离断其后方可进入SMAS可移动区。

8.1　安全注意事项

- 扩展SMAS游离术中的剥离范围大都在面神经受到保护的区域，因而不易伤及。掀起的SMAS瓣大部分位于腮腺、腮腺副叶和颧骨外侧，这些区域面神经分支都受到组织保护而不易被损伤。

- 面神经损伤的高发区位于腮腺前的颧突外侧区域。

- 一旦将SMAS从腮腺、颧骨外侧和咬肌韧带上部的附着处游离出来，就抵达了SMAS的可活动区。这个位置已经越过了支持韧带，因此剥离时所遇到的纤维组织较少。

  - 值得注意的是，如剥离开始变得容易起来，那就需要即刻停止操作，而继续剥离也不会增加太多SMAS筋膜瓣和脂肪垫的移动度。

- 运动神经在前面部走行更浅，将剥离范围限制在SMAS的可活动区以内可以最大限度地降低运动神经受损的风险。

- 颧外侧的SMAS分离需要更薄一些，因其深面为颧大肌，再向前即是咬肌韧带上端和经过该区域的面横动脉，因此在该区域务必要准确识别剥离层次，这不仅有利于保护面神经运动分支，同时也可避免离断咬肌韧带上端后撕裂SMAS瓣（图8.2b）。

- 在剥离SMAS瓣过程中，离断咬肌韧带上端后就进入了SMAS的可活动区，此处纤维较少且非常容易分离，但必须立即停止剥离，因为头侧的面神经颧支就走行在该位置的SMAS和深筋膜之间的层次中。

- 沿颧突部向前至颧大肌浅面剥离，对颧脂肪垫的复位至关重要。面神经分支在此区域就直接

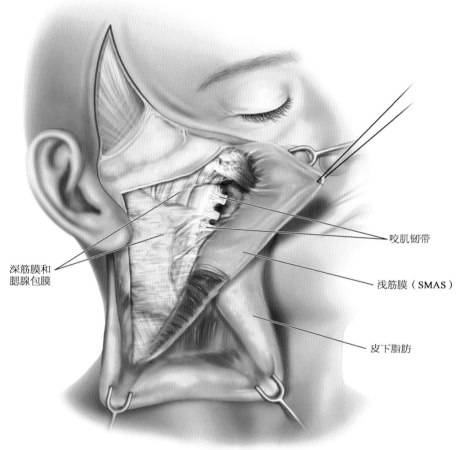

图8.3 SMAS游离上提的剥离范围为SMAS从腮腺前缘、腮腺副叶、颧弓韧带外侧、咬肌韧带上端和胸锁乳突肌的前缘。一旦将SMAS瓣从上述结构中游离出来，至侧面颊的SMAS活动区域即可停止剥离，而继续分离并不会对SMAS瓣和需复位脂肪垫的活动度有所帮助。另如图所示，颈阔肌开窗术中的切口和剥离范围与扩展SMAS游离术类似。

深筋膜和腮腺包膜

咬肌韧带

浅筋膜（SMAS）

皮下脂肪

贴附于颧骨上，应避免其被损伤。

- 为保障SMAS筋膜瓣有充分的活动度，于面下部剥离时，需将颈阔肌的外侧边缘切开，并离断颈阔肌与胸锁乳突肌前缘之间的韧带。一旦将SMAS/颈阔肌复合瓣从胸锁乳突肌前缘松解释放出来后，就会遇到一个网状组织平面，此时可更改为钝性分离，尽量避免损伤面神经下颌缘支和颈支（图8.3）。

8.2 技术要点：扩展SMAS游离术

- 平行于颧弓外侧设计扩展SMAS切口线，切口尾端即是面神经额支的走行路径。
- 颧骨颧弓交界处外侧，SMAS瓣切口位于颧脂肪垫上缘。颧脂肪垫的上部与眼轮匝肌外侧（平坦且几乎无脂肪）之间的交界处一般很明显，此标志为SMAS瓣的上缘。SMAS切口的下缘通常在颈阔肌外侧缘，于耳垂下几厘米处（图8.1）。
- 首先利用肿胀液水压分离SMAS下层次，以使剥离SMAS瓣更容易。切开SMAS筋膜时如能见到其下方的腮腺包膜，表明这是正确的分离平面（图8.2）。
- 切开颈阔肌外侧缘，此处颈阔肌腹较厚而易剥离。一旦离断沿胸锁乳突肌前缘分布的颈阔肌节制韧带，就会见到网状组织平面，此时改为轻柔的钝性剥离，以使得SMAS/颈阔肌瓣有充分的移动度。

- 上覆于颧骨和颧大肌的SMAS较薄，并与穿入颧脂肪垫的颧弓韧带相延续。颧大肌和颧脂肪垫之间是安全剥离层次，此区域无面神经分支，并且容易分离（图8.2b）。

- 颧骨侧面的SMAS筋膜较薄，分离时容易破损，且在此区域剥离时会遇咬肌韧带上端与面横动脉。咬肌韧带上端与皮肤交织相连，为保证面颈部有充分的移动度必须充分松解分离。剥离时需仔细辨别韧带和SMAS厚度，如发现层次模糊不清，应立即停止操作，因为面神经颧支就分布在附近（图8.2b）。

- 面横动脉穿支是重要的解剖标志。以面横动脉穿支为界，近头侧安全；而远端与面神经颧支靠近，一般咬肌韧带上端就位于此动脉穿支的尾端，此时反向前方剥离几毫米即可游离SMAS瓣，进入SMAS可活动区。

- SMAS瓣剥离的范围应到达SMAS的固定区和可活动区之间的连接处。这个连接处位于腮腺前、腮腺副叶之前、颧骨前下缘以及胸锁乳突肌前缘（图8.3）。

- 操作中可通过牵拉SMAS瓣来观察前面颊部活动度，借此判断SMAS瓣游离是否充分。
  - 谨记：进入SMAS的可活动区时，剥离变得容易并且纤维组织减少。
  - 当剥离变得容易时，即应停止操作，这表明进入了SMAS的可活动区，此时的SMAS瓣已有足够活动度且可满足上提的需要，也不会损伤面神经的运动分支。

8.3 剥离

- SMAS瓣的切口在颧弓下方，即腮腺浅面和面神经额支走行路径的下方区域。在颧骨颧弓交界处外侧，SMAS瓣切口在颧脂肪垫上缘。

- 为防止面神经额支损伤，SMAS瓣的切口不要超出耳屏和眉尾的连线；而下缘的切口于颈阔肌外侧缘。SMAS瓣剥离前先行肿胀液水压分离。

- 于腮腺表面掀起SMAS瓣，需确认腮腺包膜和SMAS之间的剥离平面，以避免损伤腮腺腺体。

- 沿颈阔肌的外缘继续向下剥离达颈部至耳垂以下几厘米处为止。

- 然后行颈阔肌下浅面剥离，分离胸锁乳突肌前缘附着的韧带，SMAS瓣沿胸锁乳突肌的前缘、腮腺尾部的前端掀起，当SMAS/颈阔肌复合瓣从胸锁乳突肌中松解释放出来后，就会遇到一个网状组织平面，确认分离平面后以轻柔钝性分离为主，完成SMAS/颈阔肌瓣的剥离。

- 术中应关注腮腺尾端前的SMAS下脂肪，这是一个重要的标志，面神经下颌缘支是由此穿出腮腺，故在此区域应保持在深筋膜浅层行钝性剥离。
  - 充分剥离松解腮腺表面附着韧带直至腮腺前缘。
  - 分离至腮腺前缘时，通常会见到SMAS下脂肪，即SMAS的可活动区，此时就要停止剥离。
  - 从支持韧带中游离释放出SMAS后，再向腮腺前缘剥离会发现纤维变少，剥离变得更加容易，此时应停止剥离，再继续剥离并不能增加SMAS瓣的活动度，只会增加并发症发生的概率。

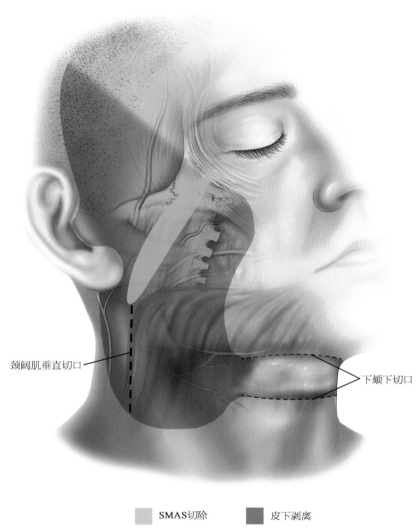

颈阔肌垂直切口

下颌下切口

图8.4 SMAS侧旁切除术的切口设计与腮腺的前缘平行，由腮腺前缘向颧突延伸。该切口设计线也是SMAS的固定区和可活动区之间的交界，且与扩展SMAS游离术中所阐述的剥离边界相同。如颈阔肌开窗术与SMAS侧旁切除术一并进行，则需切开颈阔肌外缘并离断与胸锁乳突肌前缘间支持韧带的连接。

☐ SMAS切除　　☐ 皮下剥离

— 面神经分支在面颊的活动区域走行变得更表浅，易被伤及，这也是至SMAS的可活动区要结束剥离的原因。

- 扩展SMAS游离术中，将颧脂肪垫从颧骨和颧大肌表面分离开，并剥离颧骨区域的SMAS，其主要目的是为了复位松垂的颧脂肪垫。

- 上提颧脂肪垫时，可见到颧大肌的纤维（再往前可见到眼轮匝肌和颧小肌）。这些表情肌的神经支配都来自肌肉深面，因此在肌肉表面剥离SMAS不会伤及运动神经分支。在离断颧弓韧带后，SMAS瓣就可游离提升，此时可见SMAS瓣及颧突外侧和咬肌韧带相连接。

- 至此，SMAS的游离基本完成（结束了腮腺表面和颧部的分离），在随后的SMAS瓣上提过程中，应将SMAS下脂肪层保留在深筋膜上，此举能更好地保护运动神经。

8.4　SMAS侧旁切除术/颈阔肌开窗术要点

- 在行SMAS侧旁切除术时，首先要识别SMAS固定区和可活动区之间的部位。其位于腮腺尾部前缘至颧突外侧的连线（图8.4）。

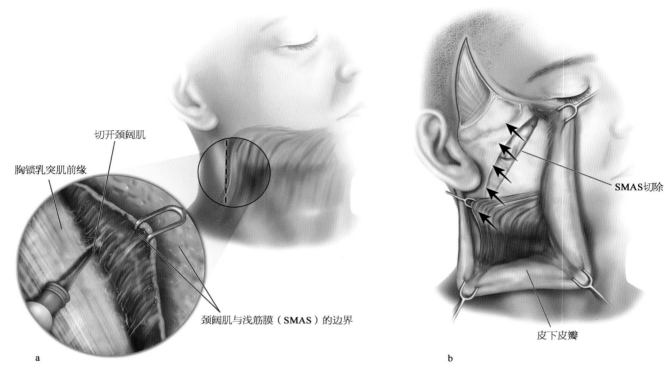

胸锁乳突肌前缘

切开颈阔肌

颈阔肌与浅筋膜（SMAS）的边界

SMAS切除

皮下皮瓣

a

b

图 8.5 在 SMAS 切除过程中，必须识别深筋膜和腮腺包膜的平面，并确保在这些结构的浅面行 SMAS 的切除。对于较肥胖者，SMAS 切除后，将面部脂肪重新定位至外侧面颊，并仔细修剪缝合 SMAS；对于较瘦者，沿设计切口切开 SMAS，将多余的 SMAS 留在原位，后将切开的两侧残端与留在原位的 SMAS 进行堆叠缝合，以增加侧颊的体积。如同时进行颈阔肌开窗术，颈阔肌分离后向侧上方固定至乳突筋膜上。

- 基于去除多余的面部脂肪以矫正松弛的前提，设计一种 SMAS/浅层脂肪椭圆形切除术（图 8.5）。

- SMAS 侧旁切除术最大的优点是能将面部脂肪垫上提复位而无须完整的 SMAS 下剥离。为达到最佳效果，可沿 SMAS 可活动区的边缘切除多余的 SMAS 筋膜瓣。

- 行 SMAS 侧旁切除术时浅筋膜会被切开。要注意对深至浅筋膜的 SMAS 切除时，不能侵及面深筋膜和腮腺囊，以免造成神经损伤或腮腺瘘。

- 颈阔肌开窗术经常与 SMAS 侧旁切除术一同进行，可提紧面颈部、重塑下颌缘轮廓。如上所述，SMAS 侧旁切除术无须完整地进行 SMAS 下剥离，但颈阔肌开窗术需要切开颈阔肌的外侧缘，在耳垂下方几厘米处的颈部进行较大面积的剥离。

- 切开颈阔肌，离断颈阔肌与胸锁乳突肌前缘支持韧带的纤维连接，通常向前剥离几厘米即能有充分的颈阔肌瓣移动度。剥离过胸锁乳突肌前缘后通常会见到网状组织，此时应采用轻柔的钝性分离。颈阔肌开窗术的操作要点与前述的扩展 SMAS 游离术中颈部区域的操作相同，于此不再赘述（图 8.3）。

8.5 SMAS 侧旁切除术 / 颈阔肌开窗术：安全注意事项

- 行 SMAS 侧旁切除术时，应先标记出 SMAS 固定区和可活动区之间的部位（图 8.4）。

- 腮腺前方的SMAS可活动区也意味着面神经容易被损伤的部位。
- 在切除SMAS时，需区分SMAS层与深筋膜层。切开SMAS后采用钝性分离有助于识别剥离平面，切记要在深筋膜浅面行SMAS切除。
- 在SMAS切除时，将SMAS下脂肪层完整地保留在深筋膜上，此举能有效保护深层的运动神经。
- 行SMAS切除时，不能侵及面深筋膜和腮腺体，以免造成神经损伤或腮腺瘘（图8.5）。
- 对于较胖、严重松垂者，在SMAS侧旁切除术中，可将多余的脂肪一并切除；而较瘦者可采用折叠缝合来充填其侧面部的凹陷。SMAS断端缝合后面部脂肪垫也随之复位（视频8.1～视频8.3）。
- 颈阔肌开窗术中，为避免损伤走行于颈阔肌外缘的耳大神经，应紧贴颈阔肌深面离断与胸锁乳突肌之间的纤维连接，随后会见到网状组织，此时应更改为钝性分离，以避免损伤面神经颈支。

8.6　技术要点：SMAS侧旁切除术

- SMAS侧旁切除术会对SMAS行椭圆形切除，其位于SMAS固定区和SMAS可活动区之间的部位。
- SMAS部分切除后，将前面部的脂肪组织向切口的位置缝合固定，此举有助于提紧下面颊部并可提升颧脂肪垫。
- 操作的关键在于识别SMAS的固定区和可活动区的交界。SMAS侧旁切除术切口设计与扩展SMAS游离术的剥离前界基本一致（腮腺前缘—咬肌韧带上端—颧弓外侧连线）。
- 由于上述原因，椭圆切除范围的切口设计是从耳垂根部至颧突的部位。
- 设计完成椭圆形切口后，浸润麻醉浅筋膜层次，切除椭圆切口范围内浅筋膜，并钝性剥离浅、深筋膜间的间隙。
- 尽量将SMAS下脂肪层完整地保留在深筋膜上，以利于保护面神经分支。另外，SMAS侧旁切除术中要避免损伤腮腺，尤其是接近腮腺尾端处，避免造成腮腺瘘。同样，在颧骨外侧表面的切除也需要慎重，以免损伤此处走行较浅的面神经颧支。
- 依面部状况来决定是切除还是折叠缝合多余的SMAS筋膜。对于较肥胖者，适当地利用其前面部的脂肪组织，将其向侧上方向移位至侧颊，并仔细缝合SMAS；而对于较瘦者，沿设计切开SMAS后，则将多余的SMAS留在原位，后将切开的两侧残端与留在原位的SMAS进行折叠缝合，以增加侧颊的体积（视频8.4）。
- 颈阔肌开窗术式常与SMAS侧旁切除术一并进行，此举可以更好地紧致下颌缘和颈部的轮廓。颈阔肌开窗术中的切口与扩展SMAS游离术中的颈部剥离基本一致。离断颈阔肌与胸锁乳突肌前缘之间的支持韧带纤维后，将颈阔肌瓣向外上方提紧并缝合固定于乳突筋膜上，值得注意的是，操作时要避免损伤耳大神经（视频8.5）。

延伸阅读

[1]　Aston S, Walden J. Facelift with Smas technique and FAE. In: Aston S, Steinbrech D, Walden J, eds. Aesthetic Plastic Surgery. London, Saunders Elsevier; 2009.

[2]　Baker DC. Lateral SMASectomy. Plast Reconstr Surg. 1997; 100(2): 509−513.

[3]　Baker DC. Minimal incision rhtyidectomy with lateral SMASectomy. Aesthet Surg J. 2001; 21: 68.

[4]　Baker TJ, Gordon HL, Stuzin JM. Surgical Rejuvenation of the Face. 2nd ed. St Louis, Mosby Year-Book; 1996.

[5]　Barton FE, Jr. The SMAS and the nasolabial fold. Plast Reconstr Surg. 1992; 89(6): 1054−1057, discussion 1058−1059.

第 II 部分

填充物与神经调节剂
Fillers and Neuromodulators

Rod J. Rohrich, Dinah Wan, and Raja Mohan

9 引言
Introduction

Rod J. Rohrich and Dinah Wan

摘　要　在面部软组织填充物或神经调节剂注射过程中，意外损伤面部血管可能会导致不良的后果。为了达到最佳的治疗效果，掌握有关面部血管的解剖学知识并施行安全注射的方法十分重要。

关键词　面部危险区、注射技术、血管内注射

神经解剖，特别是面神经分支的解剖，因其在面部提升术中有被损伤的风险而被特别强调[1, 2]。同样，血管解剖在面部注射操作中也成为至关重要的焦点。注射时误入面部异常丰富的血管网应受到重点关注。异物注射入血管内可导致包括淤血和诸多更严重的并发症，如组织坏死、失明、卒中，甚至死亡[3]。

在本书的第Ⅱ部分中，描述了基于注射面部软组织填充物或神经调节剂的面部危险区，重点强调由于操作疏忽而误入的特定的面部血管，以及识别这些血管的解剖标志。同时还阐述了针对六个面部危险区的安全注射技术，其包括以下区域（图9.1）：① 眉间区。② 颞区。③ 口周区。④ 鼻唇区。⑤ 鼻区。⑥ 眶下区。

通用安全原则

除了解剖区域的知识外，以下安全通用措施应作为每种面部注射术的操作原则[4, 5, 6]。

- 使用可逆的填充材料（例如透明质酸）。
- 使用肾上腺素或冰块使血管收缩。
- 使用小注射器（0.5 ~ 1 mL），并少量注射。
- 使用小针头（27 G 或更小）。
- 适时使用钝针。
- 使用顺行–逆行注射。
- 恒定、稳定、缓慢的移动操作。

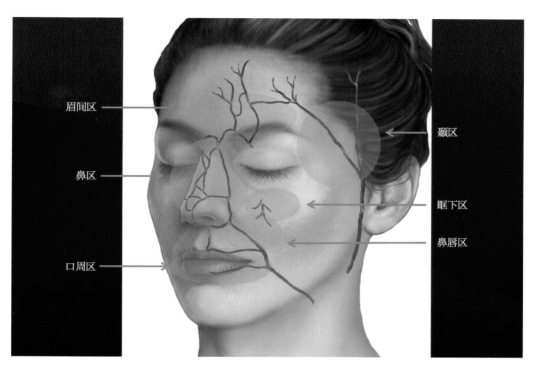

图9.1　面部6个血管危险区以及相关危险的血管。

- 注射时应低压力推注；感觉到需要高压推射时提示为危险和（或）不适于注射的部位。
- 在曾受伤的部位注射时要谨慎小心，该处组织层次可能被破坏或有瘢痕组织。
- 了解血管危险区的相关解剖。
- 常备注射填充急救箱（透明质酸酶、阿司匹林、硝酸甘油软膏）。

参考文献

[1] Seckel BR. Facial Danger Zones: Avoiding nerve injury in facial plastic surgery. 2nd ed. New York, NY: Thieme Medical Publishers, Inc.; 2010.

[2] Roostaeian J, Rohrich RJ, Stuzin JM. Anatomical considerations to prevent facial nerve injury. Plast Reconstr Surg. 2015; 135(5): 1318−1327.

[3] Scheuer JF, Ⅲ, Sieber DA, Pezeshk RA, Gassman AA, Campbell CF, Rohrich RJ. Facial Danger Zones: Techniques to Maximize Safety during Soft-Tissue Filler Injections. Plast Reconstr Surg. 2017; 139(5): 1103−1108.

[4] Scheuer JF, III, Sieber DA, Pezeshk RA, Campbell CF, Gassman AA, Rohrich RJ. Anatomy of the Facial Danger Zones: Maximizing Safety during Soft-Tissue Filler Injections. Plast Reconstr Surg. 2017; 139(1): 50e−58e.

[5] Kurkjian TJ, Ahmad J, Rohrich RJ. Soft-tissue fillers in rhinoplasty. Plast Reconstr Surg. 2014; 133(2): 121e−126e.

[6] Rohrich RJ. Personal Communication. Nov 2017.

10

面部危险区1: 眉间区
Facial Danger Zone 1 —
Glabellar Region

Rod J. Rohrich and Dinah Wan

摘　要　滑车上动脉、眶上动脉和鼻背动脉之间的血管交通十分丰富，因此眉间区是最常见因注射填充而导致失明的面部区域。注射物误注射入上述任何一条动脉血管中都会产生逆行栓子而进入眼动脉中。滑车上动脉走行非常浅，通常就走行在眉间的皱眉纹内。在此区域行注射填充时，应该注射至非常浅的层次，并在真皮内利用连续穿刺注射技巧和低压力推注。此外，在眉间区注射时，应用手指按压住眶上缘，从而阻断滑车上和眶上血管的血流。

关键词　组织填充物注射、眉间纹、眶上动脉、滑车上动脉、失明

眉间区安全注射填充的要点

- 眉间区域的注射填充剂主要用于填充皮肤浅表的纹痕。
- 利用连续穿刺注射技巧在真皮内沿皮肤细纹少量注射。
- 注射填充操作时，用手指按压住眶上缘以阻断滑车上和眶上血管的血流。
- 不要过度填充矫正眉间区域的深纹。

10.1　眉间区域注射的安全注意事项

- 据案例统计报道，因注射填充而致失明最多发生于眉间区，该区域次之的并发症是皮肤坏死[1, 2, 3, 4, 5]。
- 滑车上动脉、眶上动脉和鼻背动脉之间存在丰富的血管交通支，它们都是眼动脉的分支（图10.1a）。
- 注射物误注射入眉间的血管内可导致异物栓子逆行至眼动脉（图10.1b）。
- 异物栓子逆行至眼动脉后可导致眼动脉远端栓塞，进而使视力丧失和（或）组织坏死[6, 7]。

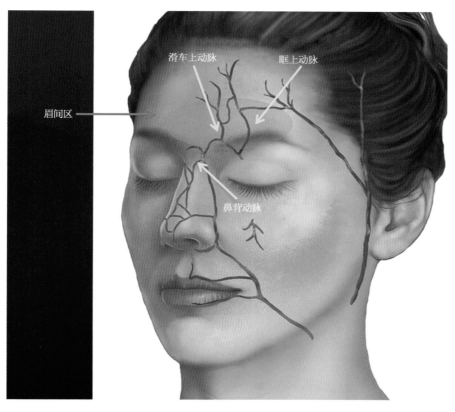

滑车上动脉　　眶上动脉

眉间区

鼻背动脉

a

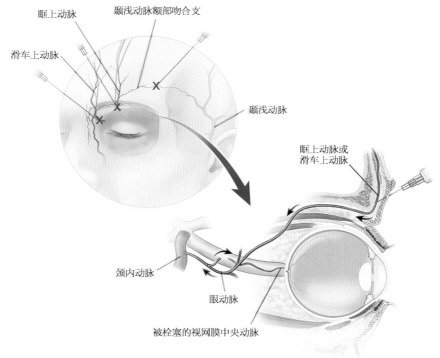

眶上动脉　　颞浅动脉额部吻合支

滑车上动脉

颞浅动脉

眶上动脉或
滑车上动脉

颈内动脉

眼动脉

被栓塞的视网膜中央动脉

b

图10.1　a. 在眉间区域，滑车上动脉、眶上动脉和鼻背动脉之间存在丰富的血管交通支，这也是注射导致逆行栓子至眼动脉的潜在路径。

b. 误将注射物注射到眶上动脉或滑车上动脉内，可能会导致异物栓子逆行至眼动脉，随后眼动脉远端栓塞蔓延至视网膜中央动脉，进而致使视力丧失。

10.2　眉和眉间区的应用解剖

尸体解剖图中显示了眉间和眉区相关动脉血管和肌肉（图10.2）。

10.2.1　动脉（图10.3）

滑车上动脉

- 眼动脉的分支。
- 滑车上动脉位置在距离眶上缘眼内眦水平 ±3 mm，或面正中线外侧17～22 mm处[8, 9, 10, 11]。
- 滑车上动脉垂直穿过皱眉肌，随后穿行过额肌和眼轮匝肌，进入眶缘上方15～25 mm的皮

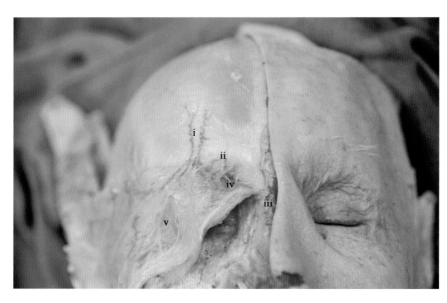

图10.2　眶上动脉（ⅰ）从眉上方穿出，在穿过帽状腱膜下之前分出骨膜动脉分支。滑车上动脉（ⅱ）位于内侧，穿透皱眉肌（ⅳ）与鼻背动脉（ⅲ）和眶上动脉（ⅰ）相吻合。可见额肌（ⅴ）在帽状腱膜深面。

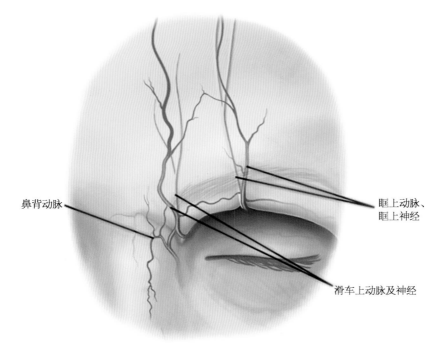

鼻背动脉

眶上动脉、眶上神经

滑车上动脉及神经

图10.3　图示眉间区域的主要神经血管结构。滑车上动脉和滑车上神经自上睑眶骨内眦处离开眶骨缘。而眶上动脉和眶上神经在角膜缘内侧的位置离开上眶骨缘。鼻背动脉从眶内侧发出，其自鼻根部向下往鼻尖方向走行。

下层次[9]。

- 滑车上动脉在中前额上方皮下层次持续延伸走行，距面正中线15 ~ 20 mm[10]。

眶上动脉

- 眼动脉的分支。
- 眶上动脉位置在距离眶上缘角膜内侧缘水平，或面正中线外侧32 mm[9, 11]。
- 眶上动脉在眶缘上方20 ~ 40 mm处上行穿透额肌，并在眶缘上方40 ~ 60 mm处浅出至皮下层次[12]。

鼻背动脉

- 眼动脉的末端分支。
- 从眶骨内侧发出。
- 走行在鼻根内侧肌肉层的浅面，并继续往下向鼻尖方向走行[13]。

10.2.2　肌肉（图10.4a）

皱眉肌

- 起于额骨的鼻突。
- 向上外侧嵌入眉部的皮肤。
- 其收缩可形成眉间的垂直与斜向皱纹。

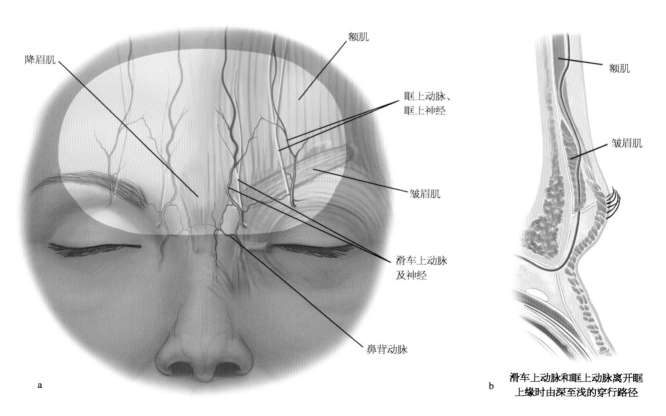

图10.4　a. 眉间和前额区域的表情肌肉。皱眉肌收缩可形成眉间的垂直与斜向皱纹，降眉间肌收缩可形成鼻背的横纹，额肌收缩可形成前额横纹。

b. 横向剖面图显示了滑车上动脉和眶上动脉离开眶上缘时由深至浅的穿行路径。

降眉间肌

- 起于鼻骨的下部。

- 嵌入眉间的前额真皮之中。

- 其收缩可形成鼻背的横纹或"兔子纹"。

额肌

- 起于额部帽状腱膜。

- 额肌肌纤维与眼轮匝肌、降眉间肌和皱眉肌肌纤维在眉区相互交织。

- 其收缩可形成前额横纹。

10.3　血管危险区与其临床应用

- 眉间区的动脉从眶缘发出后向上穿行，其走行迅速变浅且通常紧贴皮肤的皱纹，因此即使进行较浅层的注射治疗也容易损伤到这些血管（图10.4b）。

- 上述情况尤易发生于滑车上动脉，在50%的人中，滑车上动脉行于眉间皱纹之中（图10.5）[14]。

- 眶上动脉解剖位置的多变性也使其容易受到损伤。眶上动脉在眶缘上方由肌肉深面穿行至皮下平面，最短可能在距离眶缘上方15 mm处就有眶上动脉的浅表分支[9, 12]。

- 鼻背动脉走行在鼻根处的皮下层次、鼻背皱纹正下方，因此在向鼻背纹注射填充时可能会造成血管损伤。此区域的注射应靠近鼻中线深层，层次在软骨膜或骨膜浅面，在可能伤及血管平面的深层注射[1, 7, 13]。

- 操作时用手指按压住眶上缘以阻断眶上和滑车上血管的血流，即使注射物误入血管内后，也可防止其逆行进入眼动脉（图10.6）（视频10.1）。

10.4　注射填充眉间区域的技术要点

- 填充眉间纹时要非常浅层注入填充剂，以避免破坏该区域密集的真皮下血管网。

- 使用低G′参数的组织填充剂来避免丁达尔效应（Tyndall effect）。

- 利用连续穿刺注射技术，针与皮肤表面平行、与皱纹呈90°角，将注射物少量注射入皱纹下的真皮内（图10.7）（视频10.2）。

- 低压力推注。

- 注射眉间部位时，用手指按压住眶上缘以阻断眶上和滑车上血管血流。

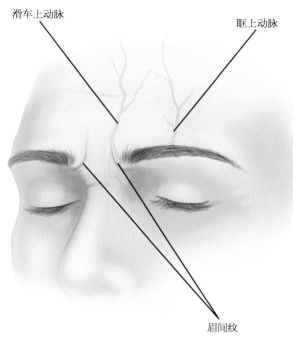

滑车上动脉

眶上动脉

眉间纹

图10.5　眶上动脉出眶缘后走行迅速变浅，并常走行于眉间皱眉纹的真皮下层。

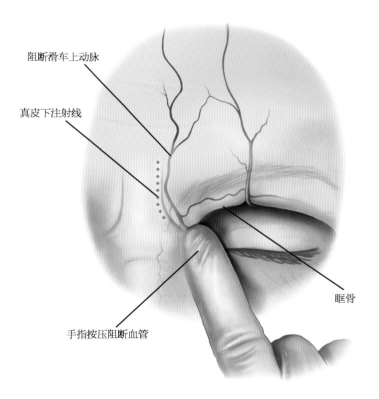

阻断滑车上动脉

真皮下注射线

眶骨

手指按压阻断血管

图10.6　操作时用手指按压住眶上内侧边缘以阻断滑车上血管的血流，此举可在注射物误入血管内的情况下，也可防止异物逆行进入眼动脉。

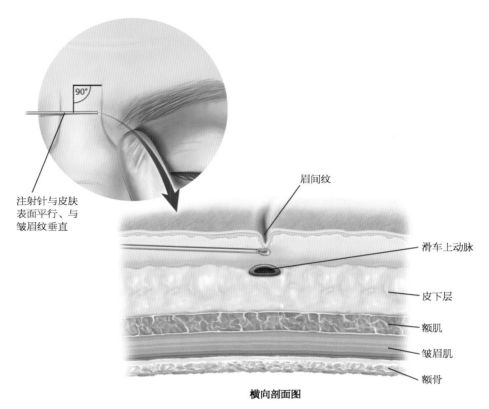

图10.7　注射眉间纹时利用连续穿刺注射技术，针与皮肤表面平行、与皱纹呈90°角，将注射物少量注射入皱纹处的真皮内。

参考文献

[1]　Scheuer JF, III, Sieber DA, Pezeshk RA, Campbell CF, Gassman AA, Rohrich RJ. Anatomy of the Facial Danger Zones: Maximizing Safety during Soft-Tissue Filler Injections. Plast Reconstr Surg. 2017; 139(1): 50e−58e.

[2]　Li X, Du L, Lu JJ. A Novel Hypothesis of Visual Loss Secondary to Cosmetic Facial Filler Injection. Ann Plast Surg. 2015; 75(3): 258−260.

[3]　Ozturk CN, Li Y, Tung R, Parker L, Piliang MP, Zins JE. Complications following injection of soft-tissue fillers. Aesthet Surg J. 2013; 33(6): 862−877.

[4]　Park KH, Kim YK, Woo SJ, et al; Korean Retina Society. Iatrogenic occlusion of the ophthalmic artery after cosmetic facial filler injections: a national survey by the Korean Retina Society. JAMA Ophthalmol. 2014; 132(6): 714−723.

[5]　Park SW, Woo SJ, Park KH, Huh JW, Jung C, Kwon OK. Iatrogenic retinal artery occlusion caused by cosmetic facial filler injections. Am J Ophthalmol. 2012; 154(4): 653−662.e1.

[6]　Carruthers JD, Fagien S, Rohrich RJ, Weinkle S, Carruthers A. Blindness caused by cosmetic filler injection: a review of cause and therapy. Plast Reconstr Surg. 2014; 134(6): 1197−1201.

[7]　Scheuer JF, III, Sieber DA, Pezeshk RA, Gassman AA, Campbell CF, Rohrich RJ. Facial Danger

Zones: Techniques to Maximize Safety during Soft-Tissue Filler Injections. Plast Reconstr Surg. 2017; 139(5): 1103−1108.

[8] Ugur MB, Savranlar A, Uzun L, Küçüker H, Cinar F. A reliable surface landmark for localizing supratrochlear artery: medial canthus. Otolaryngol Head Neck Surg. 2008; 138(2): 162−165.

[9] Kleintjes WG. Forehead anatomy: arterial variations and venous link of the midline forehead flap. J Plast Reconstr Aesthet Surg. 2007; 60(6): 593−606.

[10] Shumrick KA, Smith TL. The anatomic basis for the design of forehead flaps in nasal reconstruction. Arch Otolaryngol Head Neck Surg. 1992; 118(4): 373−379.

[11] Webster RC, Gaunt JM, Hamdan US, Fuleihan NS, Giandello PR, Smith RC. Supraorbital and supratrochlear notches and foramina: anatomical variations and surgical relevance. Laryngoscope. 1986; 96(3): 311−315.

[12] Erdogmus S, Govsa F. Anatomy of the supraorbital region and the evaluation of it for the reconstruction of facial defects. J Craniofac Surg. 2007; 18(1): 104−112.

[13] Toriumi DM, Mueller RA, Grosch T, Bhattacharyya TK, Larrabee WF, Jr. Vascular anatomy of the nose and the external rhinoplasty approach. Arch Otolaryngol Head Neck Surg. 1996; 122(1): 24−34.

[14] Vural E, Batay F, Key JM. Glabellar frown lines as a reliable landmark for the supratrochlear artery. Otolaryngol Head Neck Surg. 2000; 123(5): 543−546.

11

面部危险区2: 颞区
Facial Danger Zone 2 —
Temporal Region

Rod J. Rohrich and Dinah Wan

摘　要　颞浅动脉和颞中静脉走行于颞窝的中间层次。注射物误入颞浅动脉额支可引起眶上区域血管网的逆行栓塞，从而使眼部受到损害；而误入颞中静脉可顺行静脉血流进入颈内静脉，进而导致非血栓性肺栓塞。故颞部填充应在皮下组织层或深至骨膜表面层注射，以避免注射物进入上述血管中。

关键词　填充物注射、颞窝、颞浅动脉额支、颞中静脉、失明、肺栓塞

颞区安全注射填充的要点

- 易受损伤的血管位于颞区的中间层次，要避免在该层次注射。
- 颞部注射填充应在皮下组织层或深至骨膜表面层进行。
- 顺行或逆行低压力推注注射。

11.1　颞区注射的安全注意事项

- 颞浅动脉和颞中静脉位于颞窝之中的中间层次（图11.1）。
- 注射物误入颞浅动脉额支可引起眶上血管逆行栓塞，而使眼部受到损害[1]（图11.2）。
- 解剖研究发现，在一侧颞浅动脉中注入染料，可在同侧眼球甚至双侧眼球出现染色[2]。
- 尽管极为少见，但向颞中静脉行血管内注射后，注射物也可顺行通过静脉血流进入颈内静脉，从而导致非血栓性肺栓塞[3, 4]。

11.2　颞区的应用解剖

11.2.1　颞浅动脉-额支（图11.3）（视频11.1）

- 颞浅动脉-额支走行路径类似于面神经的颞支。

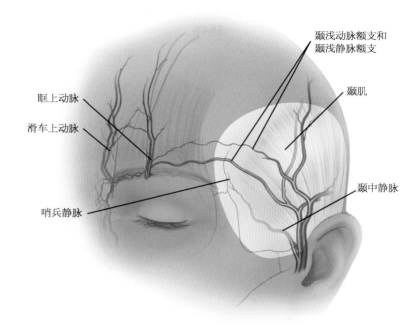

颞浅动脉额支和
颞浅静脉额支

颞肌

眶上动脉

滑车上动脉

颞中静脉

哨兵静脉

图11.1 颞浅动脉额支和颞中静脉是颞区注射填充的易损血管。

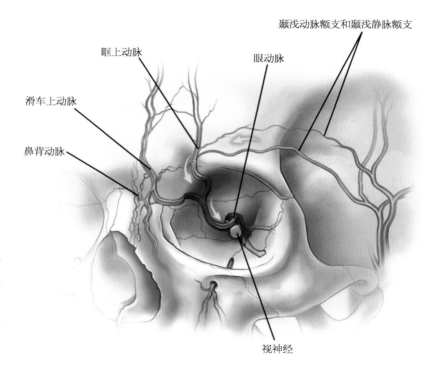

颞浅动脉额支和颞浅静脉额支

眶上动脉

眼动脉

滑车上动脉

鼻背动脉

视神经

图11.2 颞浅动脉额支位于颞窝, 这是颞区注射物可能误入的血管。该血管与眉侧的眶上血管相吻合, 因此注射物误入其中可沿眶上血管网逆行栓塞, 进而导致眼部受损。

- 颞浅动脉-额支起点位于耳屏前1个指幅、耳屏上2个指幅[5]。
- 颞浅动脉-额支在颧弓上方2 cm的颞顶筋膜的中间层次内穿行[1, 6]。
- 颞浅动脉-额支在眉峰上1个指幅, 接近额肌外侧边界处浅出穿行至皮下层[1]。
- 颞浅动脉-额支与眶上动脉在眉外侧上方吻合交通。

11.2.2 颞中静脉 (图11.3)

- 在颧弓上方20 mm处并且与之平行走行 (图11.4a) [7]。

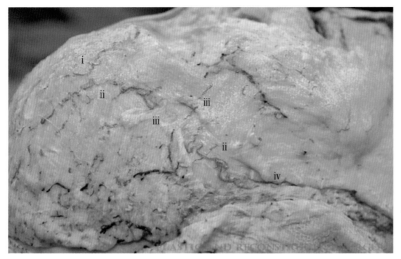

图11.3　图中可见颞浅动脉（ⅳ）与其分支额支（ⅱ）。皮下组织（ⅲ）已在颞浅动脉额支的前缘和后缘分离开，清晰可见颞浅动脉额支的走行。颞浅动脉额支走行过渡至皮下平面后，图示可以清楚地看到颞浅动脉额支（ⅱ）与眶上动脉（ⅰ）在额肌表面的交通吻合。

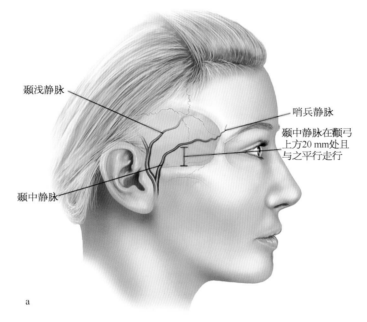

颞浅静脉

哨兵静脉

颞中静脉在颧弓上方20 mm处且与之平行走行

颞中静脉

a

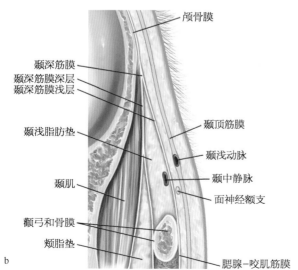

颅骨膜

颞深筋膜
颞深筋膜深层
颞深筋膜浅层

颞顶筋膜

颞浅脂肪垫

颞浅动脉

颞中静脉

颞肌

面神经额支

颧弓和骨膜

颊脂垫

腮腺-咬肌筋膜

b

图11.4　颞中静脉在颧弓上方20 mm处且与之平行走行（a），其位于颞浅脂肪垫（b）所在的层次。颞中静脉向侧眉方向走行时逐渐变浅并与哨兵静脉相连。

- 在颞浅脂肪垫中（图11.4b）。

- 平均直径为5 mm，最大可达9 mm。

- 与哨兵静脉和海绵窦相连接。

- 血流顺行至颈内静脉[8]。

11.3　血管危险区与其临床应用

- 颞部区域的高风险血管分布于颞区中间层次内。

- 颞部填充应注射在浅层-皮下层或者深层-骨膜表面，避免在颞区的中间层次内注射。

- 如果是浅层注射，应保持在很浅的层次注射，即皮下层，以避免伤及位于颞区中间层次的颞浅动脉额支[1, 5, 8]。以进针-退针的操作方式注射，并尽量保持针头与皮面平行（图11.5）（视频11.2）。

- 如在深层骨膜表面注射，应保持在离颧弓1指宽以内或距离颧弓上方25 mm以上的范围内进行，以避免填充物误入颞中静脉（图11.6）[1, 7]。

11.4　注射填充颞区的技术要点

- 颞部注射填充应在浅层或深层进行，要避免在颞部的中间层次进行[1]。

- 如果是浅层注射，则应贴真皮下方注射至皮下组织层（视频11.2）。

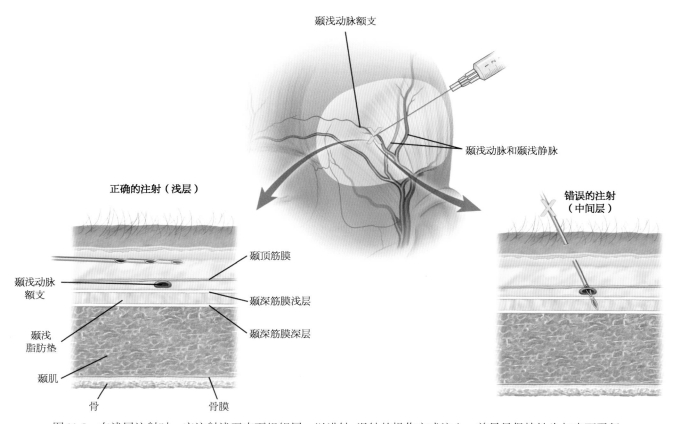

图11.5　在浅层注射时，应注射浅至皮下组织层。以进针-退针的操作方式注入，并尽量保持针头与皮面平行。

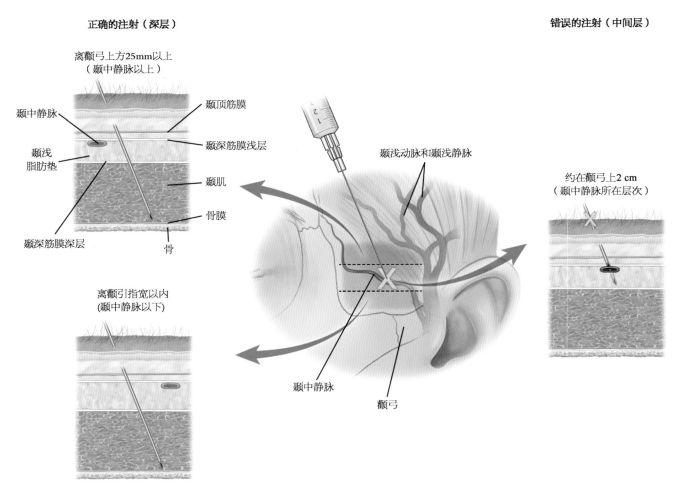

图 11.6　在深层骨膜表面注射时，应在离颧弓一指宽以内或距离颧弓上方 25 mm 以上范围内进行，以免误注入颞中静脉，颞中静脉位于颧弓上方约 20 mm 的颞部中间层次。

- 从发际线区开始注射，向内侧前行。
- 缓慢推注，平稳进针–退针移动注射。
- 可考虑使用钝针注射以减小刺穿血管的概率。
- 当在颞区深层进行注射时，可使用 G′ 参数值高的填充物注入骨膜表面层次，并在离颧弓一指宽以内或距离颧弓上方 2.5 cm 以上的范围内进行。

参考文献

[1] Scheuer JF, III, Sieber DA, Pezeshk RA, Gassman AA, Campbell CF, Rohrich RJ. Facial Danger Zones: Techniques to Maximize Safety during Soft-Tissue Filler Injections. Plast Reconstr Surg. 2017; 139(5): 1103−1108.

[2] Tansatit T, Moon HJ, Apinuntrum P, Phetudom T. Verification of Embolic Channel Causing Blindness Following Filler Injection. Aesthetic Plast Surg. 2015; 39(1): 154−161.

[3] Jiang X, Liu DL, Chen B. Middle temporal vein: a fatal hazard in injection cosmetic surgery for

temple augmentation. JAMA Facial Plast Surg. 2014; 16(3): 227−229.

[4] Jang JG, Hong KS, Choi EY. A case of nonthrombotic pulmonary embolism after facial injection of hyaluronic Acid in an illegal cosmetic procedure. Tuberc Respir Dis (Seoul). 2014; 77(2): 90−93.

[5] Lee JG, Yang HM, Hu KS, et al. Frontal branch of the superficial temporal artery: anatomical study and clinical implications regarding injectable treatments. Surg Radiol Anat. 2015; 37(1): 61−68.

[6] Trussler AP, Stephan P, Hatef D, Schaverien M, Meade R, Barton FE. The frontal branch of the facial nerve across the zygomatic arch: anatomical relevance of the high-SMAS technique. Plast Reconstr Surg. 2010; 125(4): 1221−1229.

[7] Jung W, Youn KH, Won SY, Park JT, Hu KS, Kim HJ. Clinical implications of the middle temporal vein with regard to temporal fossa augmentation. Dermatol Surg. 2014; 40(6): 618−623.

[8] Tansatit T, Apinuntrum P, Phetudom T. An Anatomical Study of the Middle Temporal Vein and the Drainage Vascular Networks to Assess the Potential Complications and the Preventive Maneuver During Temporal Augmentation Using Both Anterograde and Retrograde Injections. Aesthetic Plast Surg. 2015; 39(5): 791−799.

12

面部危险区3：口周区
Facial Danger Zone 3 — Perioral Region

Rod J. Rohrich and Dinah Wan

摘 要　上唇和下唇动脉分别穿行分布于上唇和下唇中，其位于口轮匝肌与口腔黏膜之间较深的层次内。唇部注射填充应保持在唇动脉浅面的层次中进行，以避免严重的淤血。唇部注射填充层次应在唇红或皮肤3 mm以内的深度，即在皮下或浅表肌内进行。面动脉位于口角外侧约15 mm处，为此在口角附近注射有损伤面动脉和继发远端栓塞的风险。注射填充口周区域要在浅层皮下组织中进行，且应在距离口角外一拇指宽的范围内进行。

关键词　注射填充、唇、口角、上唇/下唇动脉、面动脉、组织坏死、淤血

口周区安全注射填充的要点

- 注射填充上唇或下唇应在皮下或浅表肌层次内进行，注射层次应在皮肤或唇红3 mm以内的深度。
- 注射填充口角处应在口角外一拇指宽的范围内进行，并在皮下浅层注射[1, 2]。
- 以进针/退针的方式低压力推注。

12.1　注射口周区的安全注意事项

- 上唇和下唇动脉分别位于上下唇。在唇注射填充时，防止伤及这些血管对避免组织缺血和（或）严重淤血至关重要（图12.1）。
- 面动脉在口角的外侧走行，在口角附近注射时会有可能伤及面动脉。

12.2　口周区的应用解剖

12.2.1　上唇

上唇动脉

- 源于面动脉，距口角外侧10 ～ 12 mm，距口角上方5 ～ 9 mm（图12.2）[3, 4, 5, 6]。

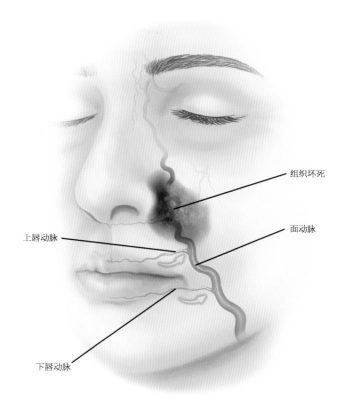

图12.1　上唇动脉及下唇动脉分别行于上唇和
下唇，唇部注射填充的过程中有损伤血管的危
险。面动脉在口角附近走行，而唇动脉的分支
是由面动脉发出，在口角过于外侧的位置注射
填充可能会伤及面动脉。填充物注入上述血管
可能会导致动脉分布区域的远端栓塞和组织
坏死。

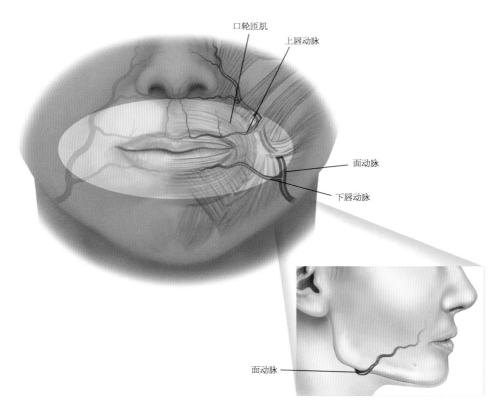

图12.2　上唇动脉源于口角外上方的面动脉；而下唇动脉常由口角下外侧面动脉分支而
来。面动脉从下颌角附近始出，其位于表情肌的深面，向口角方向浅层穿行。

- 上唇动脉与下唇动脉相比，上唇动脉的走行路径个体差异和变异较大。
- 上唇动脉先沿上唇外侧1/3走行于唇红缘上方，随后在近中1/3处（丘比特弓处）下行至唇红缘下方[6]。
- 距离皮肤深度为3～7.6 mm[4, 6]。
- 最常见行于口轮匝肌和口腔黏膜之间的层次中，偶见走行于口轮匝肌内（图12.3）[4, 6, 7]。

12.2.2　下唇

下唇动脉

- 由于命名的不一致而致其有多源的学说，但典型的下唇动脉是从口角下外侧的面动脉分支发出（图12.2）[1, 4, 5, 8, 9, 10]。
- 其走行在下唇平行于唇红/皮肤交界处[8]。
- 行于口轮匝肌和口腔黏膜之间的层次内，偶行于口轮匝肌内（图12.3）[7, 9]。

12.2.3　口角

面动脉

- 从下颌角附近发出，其位于表情肌下方的深层中（图12.2）（视频12.1）。
- 面动脉接近口角时浅出，并发出上唇动脉分支。
- 位于口角外侧约一拇指宽处，为14～16 mm[6, 9]。

12.3　血管危险区与其临床应用

- 据统计，上、下唇动脉位于口轮匝肌与口腔黏膜之间的层次占78.1%，而上、下唇动脉行于口轮匝肌内占17.5%[7]。
- 唇动脉所在深度于唇中央的变异最大。唇动脉在靠近唇中央处时常行于浅表的层次[7]。
- 填充上、下唇时，注射应在唇动脉层次浅面进行。总之，应在皮下或浅表肌肉平面内或不深于皮肤3 mm区域内注射（图12.4）[1, 2]。

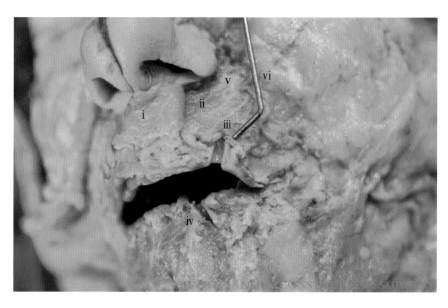

图12.3　图为口周区域的尸体解剖。皮下组织（ⅰ）已被剥离，暴露出了口轮匝肌（ⅱ）。可见上唇动脉（ⅲ）位于上唇缘的上方，并走行于口轮匝肌深面、口腔黏膜浅层。下唇动脉（ⅳ）在下唇中的走行与上唇动脉相类似。可以看见面动脉（ⅵ）在鼻唇沟的上1/3处发出鼻翼下动脉（ⅴ）。

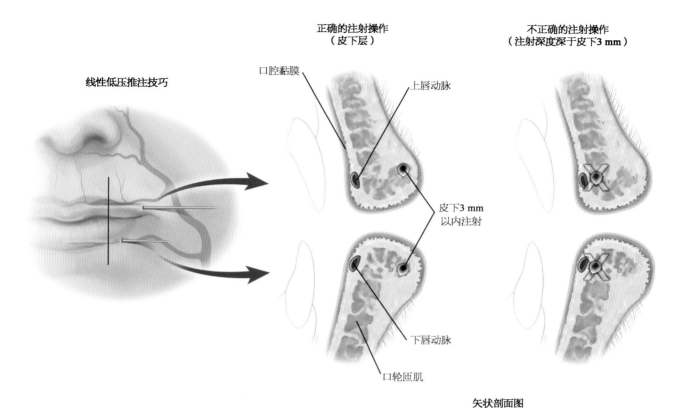

图 12.4　注射填充上、下唇时，填充物应注入上唇动脉及下唇动脉浅面的层次。总之，注射是在皮下或浅层口轮匝肌层次内，或在皮下不超过 3 mm 的深度内进行。

- 在近唇中线处填充时，注射务必保持更浅的层次，因为此区域有可能存在较多的浅层血管，要避免唇中点处注射时直接从口角处向丘比特弓区域进行[7]。
- 口角处的注射填充应保持在距口角外侧一拇指宽以内范围浅层平面进行。过深或超出上述范围注射都可能会伤及面动脉（图 12.5）[6, 9]。

12.4　注射填充口周区的技术要点

12.4.1　上唇和下唇

- 使用中等或低 G′ 参数的组织填充物[1, 2]。
- 沿唇红/皮肤边界或在唇红皮肤内用线性注射技巧进行注射填充[2, 5, 10]（视频 12.2）。
- 轻柔的进针和退针，低压力推注注射填充。
- 在皮下或肌内浅表层次内注射填充，深度不超过皮肤以下 3 mm（图 12.4）[1, 2, 6]。
- 唇中央注射填充应在更浅的层次[7]。

12.4.2　口角

- 注射在浅表皮下组织（图 12.5）（视频 12.3）[1, 2]。
- 注射保持在口角外侧一拇指宽的范围内[1, 2, 6]。
- 利用线性扇形注射技巧。

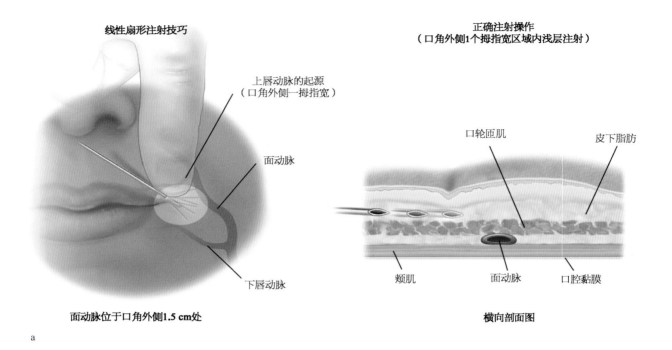

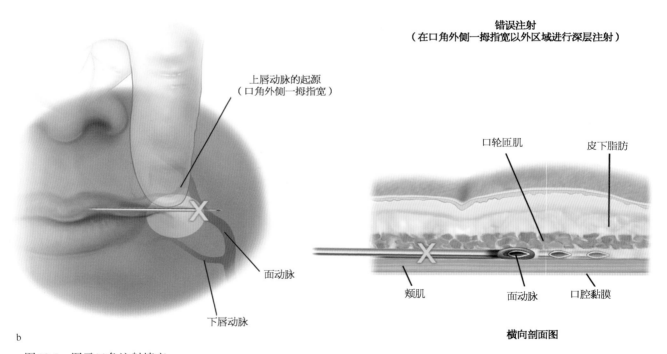

图12.5 图示口角注射填充。

a. 面动脉位于口角外侧一拇指宽或1.5 cm。口角的注射填充应保持在距口角一拇指宽以内的浅表平面中进行注射。

b. 过深或过外侧（口角外侧大于一拇指宽）注入组织填充物都可能会伤及面动脉。

参考文献

[1] Scheuer JF, III, Sieber DA, Pezeshk RA, Campbell CF, Gassman AA, Rohrich RJ. Anatomy of the Facial Danger Zones: Maximizing Safety during Soft-Tissue Filler Injections. Plast Reconstr

Surg. 2017; 139(1): 50e—58e.

[2] Scheuer JF, III, Sieber DA, Pezeshk RA, Gassman AA, Campbell CF, Rohrich RJ. Facial Danger Zones: Techniques to Maximize Safety during Soft-Tissue Filler Injections. Plast Reconstr Surg. 2017; 139(5): 1103—1108.

[3] Mağden O, Edizer M, Atabey A, Tayfur V, Ergür I. Cadaveric study of the arterial anatomy of the upper lip. Plast Reconstr Surg. 2004; 114(2): 355—359.

[4] Tansatit T, Apinuntrum P, Phetudom T. A typical pattern of the labial arteries with implication for lip augmentation with injectable fillers. Aesthetic Plast Surg. 2014; 38(6): 1083—1089.

[5] Al-Hoqail RA, Meguid EM. Anatomic dissection of the arterial supply of the lips: an anatomical and analytical approach. J Craniofac Surg. 2008; 19(3): 785—794.

[6] Lee SH, Gil YC, Choi YJ, Tansatit T, Kim HJ, Hu KS. Topographic anatomy of the superior labial artery for dermal filler injection. Plast Reconstr Surg. 2015; 135(2): 445—450.

[7] Cotofana S, Pretterklieber B, Lucius R, et al. Distribution Pattern of the Superior and Inferior Labial Arteries: Impact for Safe Upper and Lower Lip Augmentation Procedures. Plast Reconstr Surg. 2017; 139(5): 1075—1082.

[8] Lee SH, Lee HJ, Kim YS, Kim HJ, Hu KS. What is the difference between the inferior labial artery and the horizontal labiomental artery? Surg Radiol Anat. 2015; 37(8): 947—953.

[9] Pinar YA, Bilge O, Govsa F. Anatomic study of the blood supply of perioral region. Clin Anat. 2005; 18(5): 330—339.

[10] Edizer M, Mağden O, Tayfur V, Kiray A, Ergür I, Atabey A. Arterial anatomy of the lower lip: a cadaveric study. Plast Reconstr Surg. 2003; 111(7): 2176—2181.

13

面部危险区4: 鼻唇区
Facial Danger Zone 4 —
Nasolabial Region

Rod J. Rohrich and Raja Mohan

摘 要 本章总结了如何将软组织填充剂注射填充至鼻唇区域。随着年龄增长，会逐渐出现明显的鼻唇沟，注射填充也是应对的一种选择。面部动脉的解剖结构与鼻唇沟的位置密切相关。以下提出了注射填充鼻唇沟区域时的安全操作指南，以避免操作时对面部的主要血管造成损伤。

关键词 软组织填充剂、注射填充、鼻唇沟、鼻唇区、面动脉

鼻唇区域安全注射填充的要点

- 只能够使用经国家食品药品监督管理局批准的、可逆的透明质酸填充剂进行面部大部分区域的填充。
- 若注射出现血管方面的并发症，透明质酸酶可降解逆转透明质酸填充剂。
- 在鼻唇沟下2/3的区域，应在鼻唇沟唇侧的真皮深层或皮下浅层注射（图13.1）。
- 在鼻翼基底部附近注射填充时，应在皮内或于骨膜表面注射。在根尖周围区域可采用深层增量积存注射技术（图13.1）。
- 注射时应使用1 mL注射器，稳固进针/退针，轻柔低压力推注。
- 勿沿着鼻翼边缘、鼻翼沟或鼻侧壁进行注射，因为这些区域的血管走行很浅。

13.1 注射鼻唇区的安全注意事项

- 应了解面部动脉深度和走行，这对避免注射填充造成损伤以及血管并发症的发生至关重要（图13.2）。

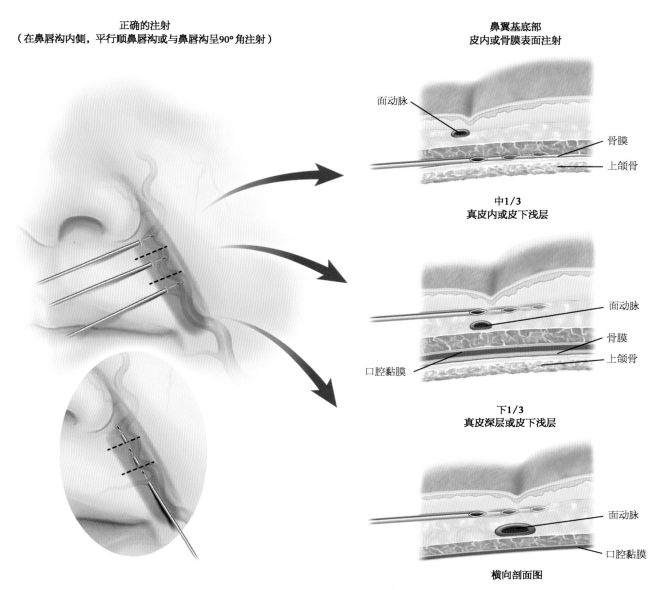

正确的注射
（在鼻唇沟内侧，平行顺鼻唇沟或与鼻唇沟呈90°角注射）

鼻翼基底部
皮内或骨膜表面注射

面动脉
骨膜
上颌骨

中1/3
真皮内或皮下浅层

面动脉
骨膜
上颌骨
口腔黏膜

下1/3
真皮深层或皮下浅层

面动脉
口腔黏膜

横向剖面图

图13.1　正确注射填充鼻唇沟的技巧。填充鼻唇沟的安全保障是确保在鼻唇沟的内侧注射，从而防止损伤血管或填充物误入邻近的血管中。在鼻唇沟区的上1/3处，动脉血管位于皮下组织层，故应在骨膜表面或非常浅的真皮内层次进行注射；在鼻唇沟区的中1/3处，动脉行于较上1/3更深的层次，注射可在皮内或皮下浅层进行；于鼻唇区的下1/3处，动脉血管位于肌肉内或肌肉与皮下组织之间，在此建议行浅层注射。

- 在鼻唇沟的下2/3部分，面动脉走行于肌肉深面或于肌肉浅面较深的层次之中（图13.3）。
- 鼻唇沟的上1/3处动脉走行变浅，此处为血管受损的高风险区（图13.3和视频13.1）。
- 鼻唇沟上1/3区域皮下注射填充时，若注射误入血管可导致鼻翼或颧部区域的软组织坏死（图13.4）。
- 在鼻唇沟的上1/3处及其上方区域进行注射填充，若注射误入角动脉内可能导致眼部栓塞（图13.4）。
- 注射填充鼻唇沟是导致组织坏死的第二常见部位，导致视力丧失的第三常见部位[1, 2]。

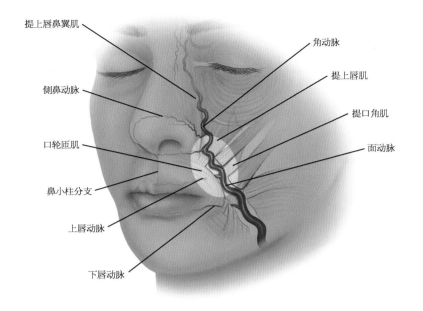

图 13.2　鼻唇危险区。图中标示出了鼻唇危险区域及面动脉的走行。面动脉在鼻唇沟的下段走行较深并在接近鼻翼基底部时浅出。其与鼻唇沟的位置密切相关，因此在注射填充鼻唇沟时必须谨慎小心。面动脉还有许多重要的分支，例如下唇动脉、上唇动脉和侧鼻动脉。

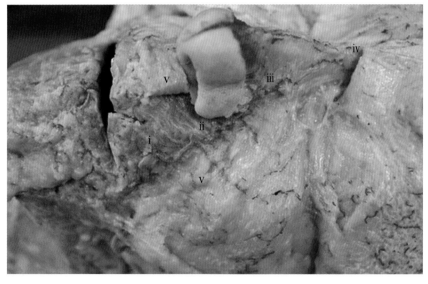

图 13.3　尸体解剖图突出了面部动脉的解剖细节。皮下组织（ⅴ）分离后，可见到面动脉（ⅰ）在鼻唇沟中的走行。面动脉有时走行在肌肉内，但大都走行于皮下组织和肌肉之间的层次。面动脉在鼻唇沟的上 1/3 处走行变浅（ⅱ），因而浅层注射风险变大。尸体解剖也显示了面动脉向角动脉（ⅲ）的过渡及其与鼻背动脉的吻合（ⅳ）。值得注意的是，面动脉位于口角外侧约 1.5 cm 处。

13.2　鼻唇区的应用解剖

13.2.1　肌肉（图13.2）

口轮匝肌

- 源于上颌骨和下颌骨。
- 附着于口周区域的皮肤。
- 肌肉功能是嘟嘴。

提上唇肌

- 源于上唇的皮肤和肌肉。
- 附着在眶下缘中央。

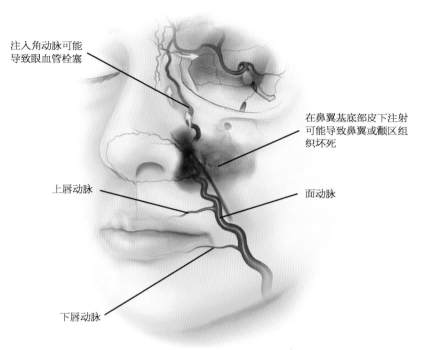

注入角动脉可能
导致眼血管栓塞

在鼻翼基底部皮下注射
可能导致鼻翼或颧区组
织坏死

上唇动脉

面动脉

下唇动脉

图13.4　注射填充鼻唇沟的风险。图
中显示了栓子逆行至眼部血管的潜在
路径。在鼻翼基底部附近浅层注射填
充可能会导致栓子进入角动脉，栓子
可在血管里逆行移动，浅层注射也可
能会导致鼻翼和颧部软组织的血管
受损。

- 提升上唇。

提上唇鼻翼肌

- 源于鼻骨。

- 附着在鼻孔和上唇。

- 扩张鼻孔并提升上唇。

提口角肌

- 源于上颌骨。

- 附着在口角涡轴。

- 提升口角呈现微笑表情。

13.2.2　血管（图11.2、图11.3）

面动脉（视频11.1）

- 从口角到鼻翼基底部的动脉部分称为面动脉，其与鼻唇沟相邻，面动脉距口角外侧约1.5 cm。

- 面动脉位于鼻唇沟的内侧占42.9%，外侧占23.2%，或横跨鼻唇沟占33.9%[3]。

- 在鼻唇沟上中1/3和下中1/3的过渡区域，此处面动脉平均距上中1/3鼻唇沟内侧1.7 mm，下中1/3鼻唇沟内侧0.3 mm[3]。

- 面动脉在口角连合处分支出上唇上动脉，并且继续上行。

- 面动脉在鼻翼处走行变浅并分支出下鼻翼动脉和侧鼻动脉[4]。面动脉在鼻翼以上被称为角动脉。

- 面动脉有另外一种解剖走行模式，其在同侧下面部分支向鼻下区走行至眶下区域并向内交汇成角动脉[3, 5, 6]。

- 也存在解剖的变异，有时面动脉没有角动脉分支或角动脉是由眼动脉分支所构成[5]。

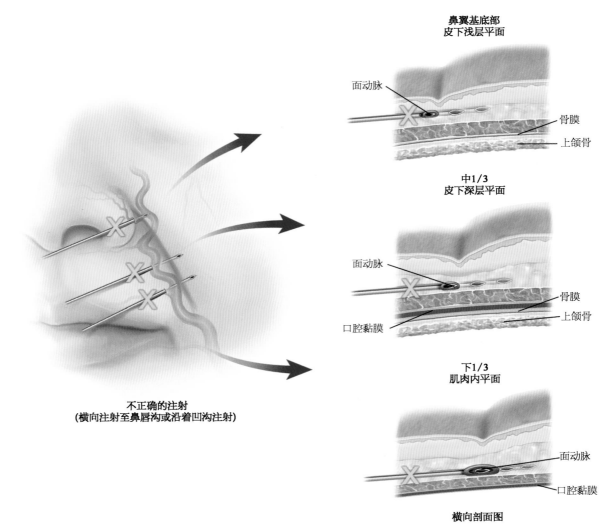

图13.5　不正确的鼻唇沟注射方式。在鼻唇沟的上1/3区域，皮下浅层注射会大大增加面部动脉受损的风险；在鼻唇沟的中1/3区域，较深的皮下注射可能会使血管受到损伤；而在鼻唇沟区的下1/3处，肌肉内或较深的注射层次可能会损伤面部动脉。了解面部动脉与注射点之间横剖面解剖的目的在于防止注射导致血管受损。

- 在鼻翼基底部和口角之间，面动脉位于表情肌表面占85.2%，完全位于皮下占16.7%，或位于表情肌深面占14.8%[7]。

上唇动脉

- 上唇的面动脉分支。
- 位于肌肉和黏膜层之间。

鼻背动脉

- 面部动脉的分支，提供鼻、鼻翼和鼻背部的血供。
- 与眼动脉的鼻背分支相吻合。

13.3　血管危险区与其临床应用

- 鼻唇沟上部1/3处的面动脉走行表浅，浅表注射容易损伤血管（图13.5）。

- 在鼻唇沟下2/3的区域，注射时应向鼻唇沟内侧、口角外侧进行注射。并在弯曲的面动脉所在层次的浅层注射，切勿对鼻唇沟进行过度矫正（视频13.2）。
- 在鼻唇沟上1/3的鼻翼下约一指宽处面部动脉走行较浅，此处可以在很深的层次内注射或使用适合浅表的填充物来注射填充（视频13.2）。
- 可使用线性注射技巧填充整个鼻唇沟，还可在鼻唇沟上1/3处更深的层次中结合交错技巧注射（视频13.2）。
- 在较丰满的面型中，面动脉位于鼻唇沟上1/3更外侧的位置；而在根尖周围发育不全的面型中，面动脉更偏向内侧。

参考文献

[1] Ozturk CN, Li Y, Tung R, Parker L, Piliang MP, Zins JE. Complications following injection of soft-tissue fillers. Aesthet Surg J. 2013; 33(6): 862−877.

[2] Li X, Du L, Lu JJ. A Novel Hypothesis of Visual Loss Secondary to Cosmetic Facial Filler Injection. Ann Plast Surg. 2015; 75(3): 258−260.

[3] Yang HM, Lee JG, Hu KS, et al. New anatomical insights on the course and branching patterns of the facial artery: clinical implications of injectable treatments to the nasolabial fold and nasojugal groove. Plast Reconstr Surg. 2014; 133(5): 1077−1082.

[4] Nakajima H, Imanishi N, Aiso S. Facial artery in the upper lip and nose: anatomy and a clinical application. Plast Reconstr Surg. 2002; 109(3): 855−861, discussion 862−863.

[5] Kim YS, Choi DY, Gil YC, Hu KS, Tansatit T, Kim HJ. The anatomical origin and course of the angular artery regarding its clinical implications. Dermatol Surg. 2014; 40(10): 1070−1076.

[6] Niranjan NS. An anatomical study of the facial artery. Ann Plast Surg. 1988; 21(1): 14−22.

[7] Lee JG, Yang HM, Choi YJ, et al. Facial arterial depth and relationship with the facial musculature layer. Plast Reconstr Surg. 2015; 135(2): 437−444.

14

面部危险区5: 鼻区
Facial Danger Zone 5 —
Nasal Region

Rod J. Rohrich and Raja Mohan

摘 要 本章总结了如何安全地在鼻部区域注射软组织填充剂。许多人希望在不做手术的情况下进行鼻整形,"液体鼻整形术"概念的提出表明用软组织填充剂注射填充可以改善鼻的外观。鼻部血运非常丰富,为了避免注射时对鼻部的血管结构造成损伤,本章阐述了鼻部安全注射的技巧,其关键点在于确保深层注射。

关键词 填充剂、注射填充、鼻区、微创鼻整形

在鼻区安全注射填充的要点

- 建议使用透明质酸填充剂,因其可被透明质酸酶降解逆转。使用低亲水性的组织填充剂以避免造成继发性肿胀。

- 应用连续少量的方式进行注射,并在每次注射后行按摩调整。

- 在鼻尖和鼻翼注射采用连续穿刺的技巧(视频14.1)。

- 侧鼻动脉就位于鼻翼沟的位置,因此鼻侧部注射时务必保持在鼻翼沟上方的深层,切勿注射至鼻翼沟区域较浅的任何组织层次中(图14.1～图14.4)。

- 鼻中线处注射要保持在深层进行,以避免对浅层血管系统造成损伤(图14.4和视频14.1)。

- 可以通过在中穹隆(midvault)少量深层注射以加宽内鼻阀(internal nasal valve)。

- 不要沿着鼻翼边缘(alar rim)或鼻翼侧壁(nasal sidewall)注射填充,该区域的血管位置偏浅(图14.4)。

- 在邻近鼻背动脉和角动脉的区域,应在按压住鼻背动脉和角动脉后再行注射。

- 瘢痕会造成解剖层次不清晰,故对有鼻整形手术史者要特别谨慎。

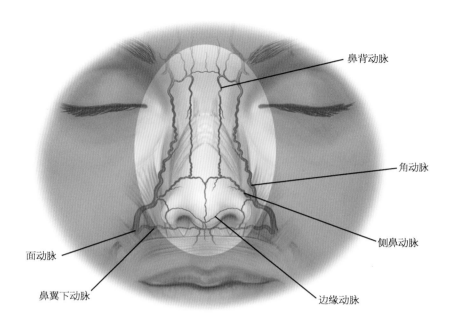

图14.1　图为鼻美学单元的血管系统。面动脉向上走行成为角动脉。面动脉的重要分支包括侧鼻动脉和鼻翼下动脉。鼻背动脉位于鼻背中线的外侧。

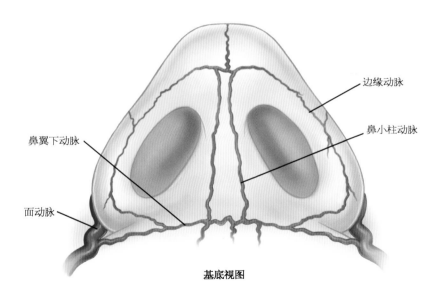

基底视图

图14.2　图为鼻部血管的基底视图。鼻翼下动脉是面动脉的一个分支，其沿着鼻基底部走行。鼻小柱动脉是来自鼻翼下动脉的分支，在开放鼻整形术中会将其离断。边缘动脉沿双侧鼻翼缘浅层走行。

14.1　鼻区注射的安全注意事项

- 鼻部的组织层次如下：表皮、真皮、皮下脂肪、肌肉、筋膜、网状组织、软骨膜/骨膜和软骨/骨（图14.5和图14.6）[1]。

- 鼻部的血管系统位于真皮下，此处注射应在肌肉腱膜层的深层进行（视频14.2）。

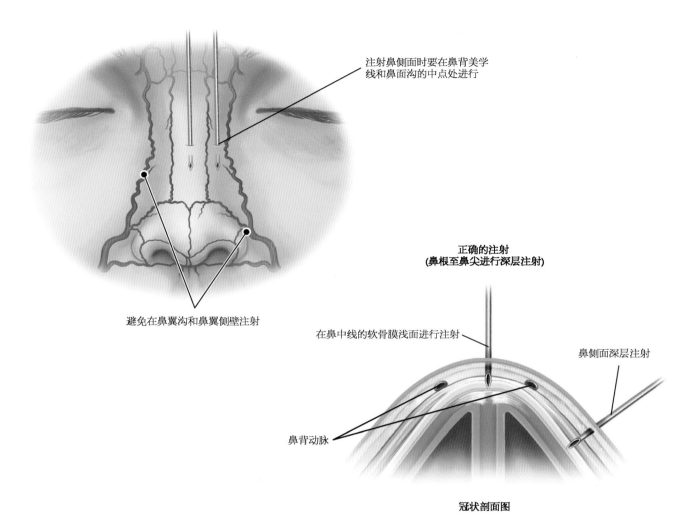

注射鼻侧面时要在鼻背美学线和鼻面沟的中点处进行

避免在鼻翼沟和鼻翼侧壁注射

正确的注射
(鼻根至鼻尖进行深层注射)

在鼻中线的软骨膜浅面进行注射

鼻侧面深层注射

鼻背动脉

冠状剖面图

图14.3　正确的注射技巧示意图。可在鼻根至上鼻尖转折点的鼻中线处进行深层注射，以避免血管内注射；在鼻侧面注射时，则应在鼻背美学线和鼻面沟的中点处进行深层注射，以防止损伤鼻背动脉和角动脉。

- 注射勿于鼻翼沟或鼻尖的浅层进行（图14.4）。

- 在临床上，鼻部注射填充是导致该区域软组织坏死的主要原因，同时也是导致视力丧失的第二常见注射部位（图14.7）[2, 3]。

14.2　鼻区的应用解剖

14.2.1　肌肉

鼻肌

- 源自上颌骨。

- 附着于鼻骨上。

- 鼻肌能横向部分压缩鼻孔，而鼻翼部分的鼻肌扩张鼻孔。

提上唇鼻翼肌

- 源于鼻骨。

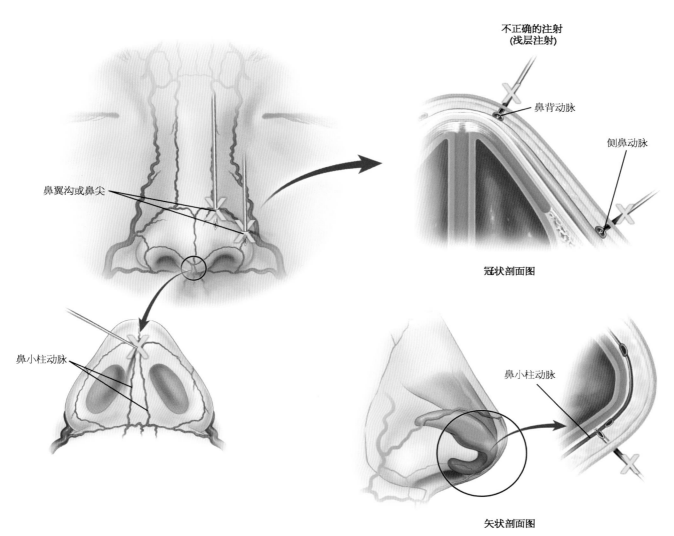

图14.4 不正确的注射方法示意图。在中线外侧的浅层进行注射可能会损伤鼻背动脉；在鼻翼侧壁进行浅层注射可能会损伤角动脉；沿鼻翼沟进行浅层注射可能会伤及侧鼻动脉；于鼻尖的中线进行浅层注射可能会损伤鼻小柱动脉。

- 附着于鼻孔和上唇。
- 扩张鼻孔并提升上唇。

降鼻中隔肌

- 源自上颌骨。
- 附着在鼻中隔。
- 下压鼻中隔。

14.2.2 血管

面动脉

- 从口角到鼻翼基部的动脉血管为面动脉，其邻近鼻唇沟。面动脉距口角外侧约1.5 cm。
- 在鼻翼处，面动脉走行变浅，并分支出鼻翼下动脉和侧鼻动脉（图14.1和图14.8）[4]。

跨过鼻翼部后，面动脉被称为角动脉，其朝内眦方向走行，并与鼻背动脉相吻合交通。

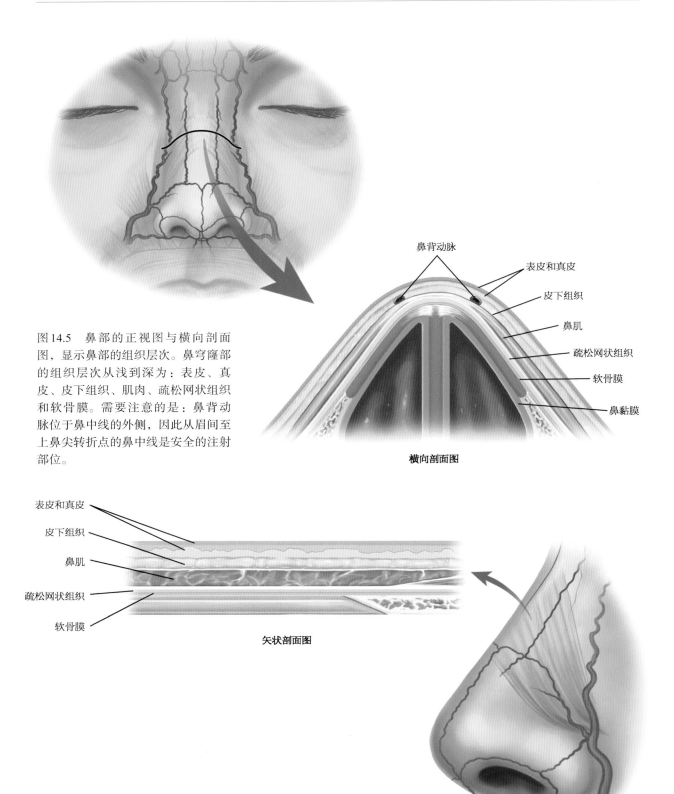

图14.5 鼻部的正视图与横向剖面图，显示鼻部的组织层次。鼻穹窿部的组织层次从浅到深为：表皮、真皮、皮下组织、肌肉、疏松网状组织和软骨膜。需要注意的是：鼻背动脉位于鼻中线的外侧，因此从眉间至上鼻尖转折点的鼻中线是安全的注射部位。

鼻背动脉

表皮和真皮

皮下组织

鼻肌

疏松网状组织

软骨膜

鼻黏膜

横向剖面图

表皮和真皮

皮下组织

鼻肌

疏松网状组织

软骨膜

矢状剖面图

图14.6 鼻部的侧视图，矢状横剖面显示鼻部各层组织结构。鼻中穹窿的组织层次从浅至深依次为：表皮、真皮、皮下组织、肌肉、疏松网状组织和软骨膜。

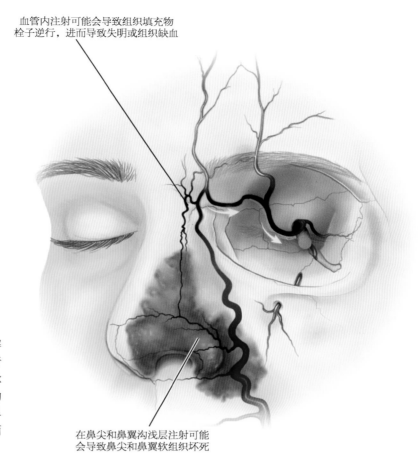

血管内注射可能会导致组织填充物栓子逆行，进而导致失明或组织缺血

图14.7 眼周和鼻区的血管解剖。因注射而形成眼部血管逆行栓子会有多种路径，包括角动脉和鼻背动脉。在鼻尖和鼻翼沟的浅层注射可能会导致鼻尖、鼻翼、鼻翼侧壁、鼻背和鼻翼/面颊部交界处的血管受损。

在鼻尖和鼻翼沟浅层注射可能会导致鼻尖和鼻翼软组织坏死

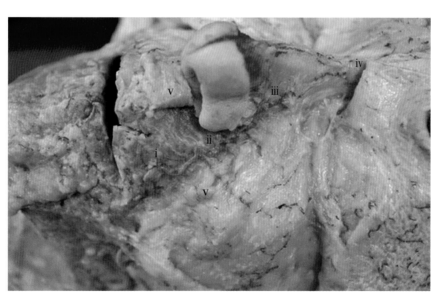

图14.8 面部尸体解剖，掀起皮下组织（ⅴ）后，可见到面动脉（ⅰ）在鼻唇沟中的走行，其部分位于肌肉中，但大部分在皮下组织和肌肉之间的层次中走行。面动脉在鼻唇沟的上1/3走行变浅（ⅱ），在此区域浅层注射容易伤及面动脉。图中还可以看到面动脉向角动脉（ⅲ）的延续及其与鼻背动脉（ⅳ）相吻合。面动脉位于口角外侧约1.5 cm处。

- 面动脉距鼻翼最外侧点约为3.2 mm[4, 5]。

鼻翼下动脉和侧鼻动脉

- 鼻翼下动脉沿鼻孔下缘走行；而侧鼻动脉（视频14.2）在鼻翼沟的上方、于鼻翼软骨上的真皮下血管网中走行（图14.2）[1, 6, 7, 8]。

边缘动脉

- 边缘动脉紧贴于鼻翼软骨上方，其源于侧鼻动脉或面动脉[8]。

侧鼻动脉

- 自眼眶内侧发出，经鼻背向鼻尖提供血运（图14.5）[6]。
- 起源于眼动脉。

14.3 血管危险区与其临床应用

- 鼻尖部的皮下血管网非常密集，且鼻部的主要动脉和静脉都位于鼻肌的表层（表浅肌肉腱膜系统）[6]。
- 在鼻尖和鼻翼沟处行浅层注射可能会导致鼻尖和鼻翼的软组织缺血坏死（图14.9）。
- 鼻背、鼻尖和鼻翼侧壁的血管皆与眼动脉吻合，该部位的任何血管内注射都可能发生填充物

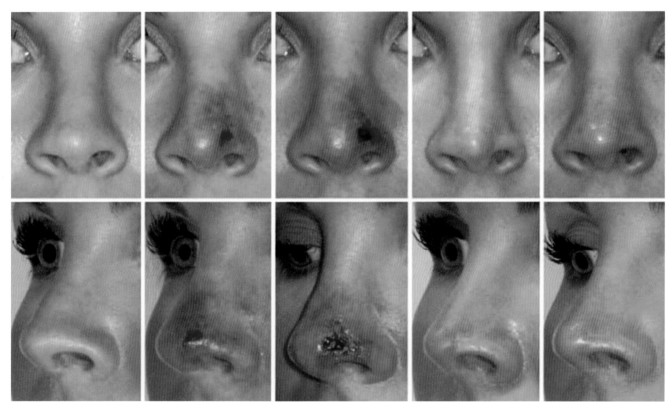

图14.9　36岁女性，在接受了8次鼻整形手术后，其右鼻尖/鼻翼交界处不规则、鼻尖过度缩小。右鼻尖/鼻翼交界处注射了0.1 mL Juvéderm Voluma（Allergan, Inc.），上鼻尖和左鼻尖/鼻翼交界处注射了0.2 mL。注射6天后，开始出现局部组织坏死迹象。复诊接受了3次注射，每次间隔10分钟，将1.5 mL的2%利多卡因混合30单位透明质酸酶注射到鼻尖、鼻翼、鼻背和鼻侧壁。并嘱其开始每天服用81 mg阿司匹林，每8小时局部涂抹1次硝酸甘油膏（nitropaste），同时进行高压氧治疗。共接受了12次治疗。注射后第8天复诊（中间照片），此时是最严重的组织坏死时期。从右起第二张照片为患者首次注射后6个月的复诊状态。最右侧照片为之后患者再次接受注射填充后的外观。再次注射分2次进行，间隔4周，将0.1 mL Juvéderm Refine注射至右鼻尖/鼻翼交界处，将0.05 mL注射至左鼻尖/鼻翼交界处。在治疗过程中，无论是注射的产品类型和用量都可能会导致这种并发症的发生（经允许，引自：Rohrich R, Adams W, Ahmad J et al., ed. Dallas Rhinoplasty. Nasal Surgery by the Masters. 3rd Edition. Thieme; 2014）。

的逆行栓塞，进而导致失明或组织缺血（图14.7）。

- 鼻侧面注射应在距鼻翼沟3 mm上方区域深层进行。
- 于鼻中线注射鼻尖和鼻背时，应在深层的软骨膜或骨膜浅面进行（视频14.1）。

参考文献

[1] Saban Y, Andretto Amodeo C, Hammou JC, Polselli R. An anatomical study of the nasal superficial musculoaponeurotic system: surgical applications in rhinoplasty. Arch Facial Plast Surg. 2008; 10(2): 109−115.

[2] Ozturk CN, Li Y, Tung R, Parker L, Piliang MP, Zins JE. Complications following injection of soft-tissue fillers. Aesthet Surg J. 2013; 33(6): 862−877.

[3] Li X, Du L, Lu JJ. A Novel Hypothesis of Visual Loss Secondary to Cosmetic Facial Filler Injection. Ann Plast Surg. 2015; 75(3): 258−260.

[4] Nakajima H, Imanishi N, Aiso S. Facial artery in the upper lip and nose: anatomy and a clinical application. Plast Reconstr Surg. 2002; 109(3): 855−861, discussion 862−863.

[5] Yang HM, Lee JG, Hu KS, et al. New anatomical insights on the course and branching patterns of the facial artery: clinical implications of injectable treatments to the nasolabial fold and nasojugal groove. Plast Reconstr Surg. 2014; 133(5): 1077−1082.

[6] Toriumi DM, Mueller RA, Grosch T, Bhattacharyya TK, Larrabee WF, Jr. Vascular anatomy of the nose and the external rhinoplasty approach. Arch Otolaryngol Head Neck Surg. 1996; 122(1): 24−34.

[7] Rohrich RJ, Gunter JP, Friedman RM. Nasal tip blood supply: an anatomic study validating the safety of the transcolumellar incision in rhinoplasty. Plast Reconstr Surg. 1995; 95(5): 795−799, discussion 800−801.

[8] Saban Y, Andretto Amodeo C, Bouaziz D, Polselli R. Nasal arterial vasculature: medical and surgical applications. Arch Facial Plast Surg. 2012; 14(6): 429−436.

15

面部危险区6: 眶下区
Facial Danger Zone 6 —
Infraorbital Region

Rod J. Rohrich and Raja Mohan

摘　要　本章总结了如何将软组织填充剂注射至眶下区域。临床上常会遇到下眼睑凹陷和泪沟问题。为了解决上述问题，本章介绍了安全注射填充下眼睑和面颊的技巧。而眶下神经和眶下动脉均位于眶下区域内，知晓详尽的解剖结构是避免失明等严重并发症的关键。

关键词　组织填充物、眼周、泪沟、眶下区

眶下区安全注射填充的关键要点

- 使用较低 G′ 参数以及亲水性低的软组织填充剂。
- 最好使用透明质酸填充剂，其可被透明质酸酶降解逆转。在泪沟注射填充中尤为重要。
- 持续保持低压力少量推注，以退针和进针的方式进行注射。
- 避免直接地、深层地在眶下孔区域注射（图 15.1 和图 15.2），最好是在眶下孔位置的侧下方进行。
- 注射填充主要是沿颧弓及颧突融合区域进行（图 15.3），其次是在颧弓下、颧下部区域以及面中部的浅表脂肪隔室进行（视频 15.1）。
- 注射填充应从泪沟外侧 2/3 的侧面进针，并持续保持在深（骨膜表面）层次内（图 15.4）。
- 注射泪沟的内侧 1/3 时，应从泪沟的下方进针，并保持在较深的层次内进行。以垂直交叉注射的方式少量注入填充剂（视频 15.1）。

15.1　眶下区注射的安全注意事项

- 了解该区域的注射深度和解剖结构，以避免血管的损伤（图 15.1 和图 15.2）。

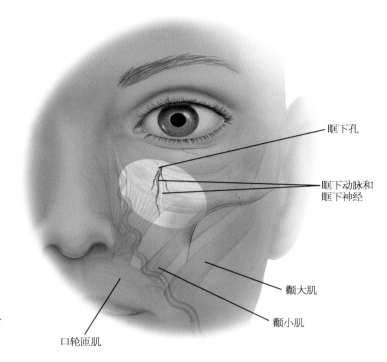

图15.1　眼周区域的解剖。眶下动脉和眶下
神经从眶下孔发出。

眶下孔

眶下动脉和
眶下神经

颧大肌

颧小肌

口轮匝肌

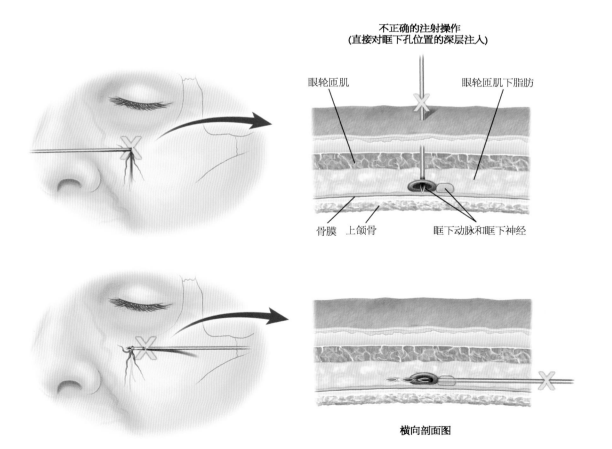

不正确的注射操作
(直接对眶下孔位置的深层注入)

眼轮匝肌

眼轮匝肌下脂肪

骨膜　上颌骨

眶下动脉和眶下神经

横向剖面图

图15.2　不正确的注射操作: 不能直接注射到眶下孔正上方处, 另外侧面进针时也不能在眶下孔附近填充。填充泪
沟时应特别注意眶下孔区域, 此处血管内注射可导致栓子逆行至眼动脉。

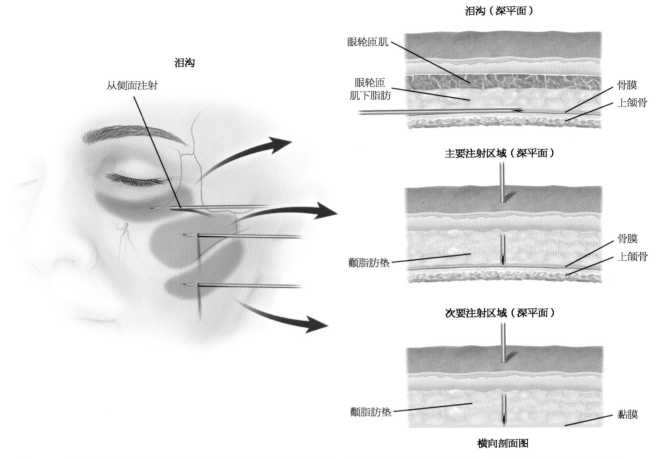

图15.3　注射泪沟和颧突区域的操作技巧。横向注射泪沟时，针头应在骨膜表面的层次，切勿在眶下孔附近进行注射。填充颧部和颧突部时可进行深层积存注射，且针头应垂直于皮肤表面。

- 眶下动脉内注入填充剂，填充剂会随血管逆行，并可导致如失明等严重并发症（图15.6）。
- 眶下神经被损伤可导致感觉改变和疼痛。
- 评估颧突部和泪沟区域，以判定可获得最佳效果的填充位置。填充眶下区关键在于恰当适量，并非大量的填充。

15.2　眶下区的应用解剖

15.2.1　肌肉（图15.1）

眼轮匝肌

- 源于额骨的鼻部、上颌骨的额突和内眦韧带。
- 位于皮下组织与睑板之间。
- 肌肉功能是使眼睑闭合。

颧大肌

- 源于颧骨。

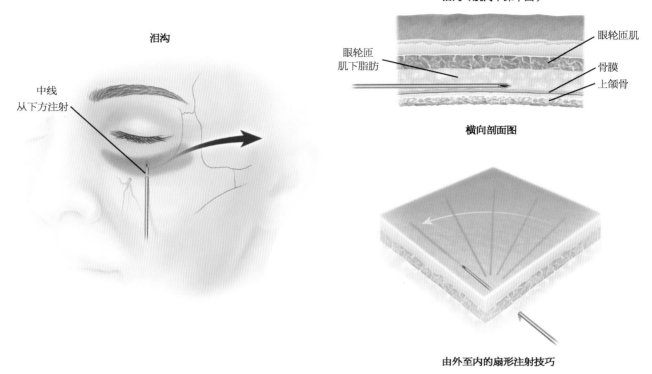

图15.4　泪沟注射技巧。从泪沟下方注射泪沟时，针的走行轨迹应在眶下孔的外侧、在骨膜浅面的深层次以扇形的方式逐步增量填充注射，切勿在眶下孔附近进行注射。

- 附着在口涡轴。
- 提升上唇和口角。

颧小肌

- 源于颧骨。
- 附着于上唇。
- 提升上唇。

15.2.2　血管

眶下动脉/神经

- 眶下孔位于眶下缘下方6.3 ～ 10.9 mm处（图15.5）。该长度相当于内眦间距的33% ～ 41%[1, 2, 3, 4, 5, 6, 7]（视频15.2）。
- 男性的眶下孔距面中轴线25.7 ～ 27.1 mm，女性的眶下孔距面中轴线24.2 ～ 26.8 mm [2, 3, 4, 5, 6]。
- 30%的人眶下孔与眶上孔位于同一垂直线上[2]。
- 眶下孔也可与下述牙相齐：前磨牙、第二前磨牙、尖牙[2, 3]。
- 有多个眶下孔者[1, 4, 8]。

眶下孔的垂直体表投影线

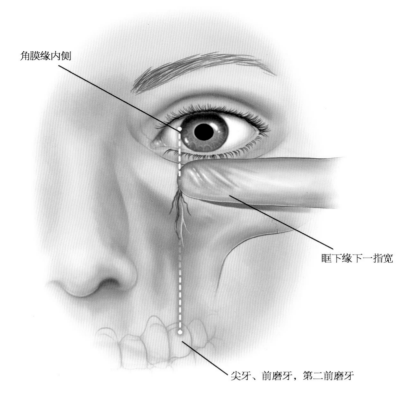

角膜缘内侧

眶下缘下一指宽

尖牙、前磨牙，第二前磨牙

图15.5　眶下孔。眶下孔位于眶下缘下大约一指宽处，从角膜缘内侧画一条垂直延长线有助于眶下孔定位。当注射填充泪沟或颧突区时，应明确眶下孔的所在位置。

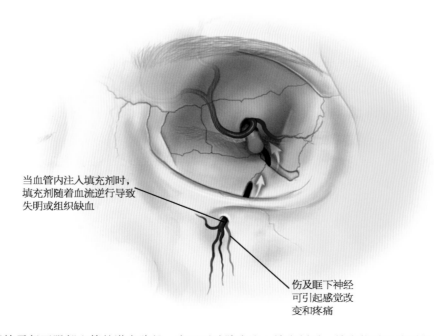

当血管内注入填充剂时，填充剂随着血流逆行导致失明或组织缺血

伤及眶下神经可引起感觉改变和疼痛

图15.6　逆行栓子行至眼部血管的潜在路径。当眶下动脉内注入填充剂时，填充物随血液逆行致失明或组织缺血。眶下神经受到压迫或受损可引起感觉异常和麻木。

15.3 血管危险区与其临床应用

- 眶下孔与角膜缘内侧同在垂直延长线上，眶下孔位于眶下缘下约一指宽处（图15.5）。
- 注射眶下区域时应切记解剖测量数据。
- 眶下区域注射应在眶下孔位置的外侧进行。
- 在接近眶下区域内侧时应谨慎小心，如果需要填充内侧时，可在外侧处深层注入填充剂并将其向内侧推移。
- 面静脉位于眶下孔外侧较浅的位置，深层注射可以避免注入面静脉（视频15.2）。

参考文献

[1] Canan S, Asim OM, Okan B, Ozek C, Alper M. Anatomic variations of the infraorbital foramen. Ann Plast Surg. 1999; 43(6): 613−617.

[2] Aziz SR, Marchena JM, Puran A. Anatomic characteristics of the infraorbital foramen: a cadaver study. J Oral Maxillofac Surg. 2000; 58(9): 992−996.

[3] Raschke R, Hazani R, Yaremchuk MJ. Identifying a safe zone for midface augmentation using anatomic landmarks for the infraorbital foramen. Aesthet Surg J. 2013; 33(1): 13−18.

[4] Aggarwal A, Kaur H, Gupta T, et al. Anatomical study of the infraorbital foramen: A basis for successful infraorbital nerve block. Clin Anat. 2015; 28(6): 753−760.

[5] Cutright B, Quillopa N, Schubert W. An anthropometric analysis of the key foramina for maxillofacial surgery. J Oral Maxillofac Surg. 2003; 61(3): 354−357.

[6] Hwang SH, Kim SW, Park CS, Kim SW, Cho JH, Kang JM. Morphometric analysis of the infraorbital groove, canal, and foramen on three-dimensional reconstruction of computed tomography scans. Surg Radiol Anat. 2013; 35(7): 565−571.

[7] Liu DN, Guo JL, Luo Q, et al. Location of supraorbital foramen/notch and infraorbital foramen with reference to soft- and hard-tissue landmarks. J Craniofac Surg. 2011; 22(1): 293−296.

[8] Agthong S, Huanmanop T, Chentanez V. Anatomical variations of the supraorbital, infraorbital, and mental foramina related to gender and side. J Oral Maxillofac Surg. 2005; 63(6): 800−804.

第 **III** 部分

光电设备
Energy-Based Devices

Erez Dayan, Rod J. Rohrich, E. Victor Ross

16 最大限度提高剥脱激光的安全性
Maximizing Safety with Ablative Lasers

E. Victor Ross, Erez Dayan, and Rod J. Rohrich

摘 要　激光治疗是面部年轻化最精准和有效的疗法。其根据特定组织的吸收波长，可作用于不同的靶色基中（比如血红蛋白、水、黑色素等），即为产生疗效的选择性光热效应。自1964年连续波CO_2激光器应用以来，激光技术的发展以及其安全性有了显著的提高，但连续波CO_2激光对能量设置的可控性较低，易导致能量过大损伤皮肤形成瘢痕。脉冲模式以及随后的superpulse超脉冲技术（尖形波）和ultrapulse极速超脉冲技术（均匀方形波）的出现，其应用的安全性和有效性方面有了重大进步。这是利用了电子栅门技术，将连续的能量波转换成脉冲形式，从而减少了热损伤的发生。20世纪90年代中期，随着Er：YAG激光的应用，其在水吸收方面较CO_2激光选择性更强（12～18倍），且对周围组织的间接热损伤也更小。

在安全性和有效性方面最重大的进步是2003年点阵激光（fractional laser）的出现。点阵治疗的方式是在原本整片磨皮的区域内分隔出许多微小区域进行治疗，微小区域的面积总合约为整个治疗面积的20%，从而维持了未受损的表皮和真皮的正常功能，以保持在表皮快速再生过程中的皮肤屏障功能。

关键词　激光、选择性光热效应、激光焕肤、剥脱、皮肤焕肤、点阵激光、CO_2激光、Er：YAG激光

本章重点

- 在面部美容中，最常用的剥脱激光是CO_2和Er：YAG。两者都将水作为色基。Er：YAG更具特异性（12～18倍），较少有周围散热和周围组织损伤[1, 2, 3, 4, 5]。
- 剥脱激光是通过汽化组织和继发于热损伤的胶原变性，以消除或减少受损的胶原，促使形成新的胶原并重塑[6, 7, 8]。

- 点阵（飞梭）剥脱激光将热损伤区多点微小化，治疗区域温度达到55～62℃。其使已有的胶原蛋白变性，并诱发新生胶原蛋白、弹性纤维并重塑[1, 9, 10, 11]。
- 剥脱激光可应用于所有的皮肤类型，但为防止永久性的色素脱失、色素沉着及形成瘢痕，对于>Fitzpatrick Ⅲ型皮肤者，应避免或谨慎应用[9, 10]。

16.1　安全注意事项

- CO_2激光器（10 600 nm）。
- CO_2激光的剥脱阈值高于铒激光，这意味着需要更强的加热才能达到效果。
- CO_2激光能够在70～150 μm面积达到5 J/cm^{2}的能量[9, 10]。
- 剥脱深度取决于重复次数、强度、脉冲持续时间以及重复次数之间的冷却时间[1, 11]。
- CO_2激光重复次数越多，可汽化的水（靶色基）就越少，从而导致额外的热量积累，增加了热损伤/瘢痕的可能性。
- 治疗最终指标的判断取决于组织的颜色评估（如化学焕肤），而不是真皮出血[1, 6, 11, 12]。
- 点阵CO_2激光可造成微小热区（microthermal zones, MTZ）的产生，这使得在真皮层在像素化组织损伤的同时能够保持表皮完整性，从而使表皮再生和真皮胶原重塑的速度更快。为此，可以在较低色素变化风险的状况下进行多种治疗。覆盖密度范围为10%～60%，可视所治疗的区域而定[3]。

16.2　Er：YAG激光器（2 950 nm）

- Er：YAG激光具有与CO_2激光相同的靶色基（水），但其特异性更高，热效应也更少，理论上提高了安全性[13, 14]。
- 以0.5 J/cm^{2}的Er：YAG激光做皮肤汽化，残留热量范围为5～20 μm[13, 14]。
- 与CO_2激光相比，Er：YAG激光产生的热量更少，与前者相比没有胶原重塑/胶原刺激的效果，也无皮肤紧致的作用[2, 13, 15]。
- 与CO_2激光器相比，Er：YAG激光的穿透深度更浅，通常用于治疗较表浅的区域（如表皮病变、光损伤、色素异常）。但较高能量重复多次治疗，其可以达到很深的深度并可能形成瘢痕。
- 治疗的最终指标为真皮乳头层点状出血和皮肤碎裂的外观。此种特殊的激光器，如将脉冲时长延长，即可产生与CO_2激光相似的凝固性变化。

16.3　应用解剖

- 剥脱（部分或连续）激光焕肤的安全区为真皮较厚和血供丰富的区域，包括中面颊区、前额和鼻部（图16.1）。可以在上述部位重复治疗以达到最佳效果。
- 危险区包括真皮较薄或是手术后可能被伤及过的区域（如面部/颈部提升术），真皮较薄的区域包括：颈部、前胸上部、上眼睑以及眶周（图16.1）。

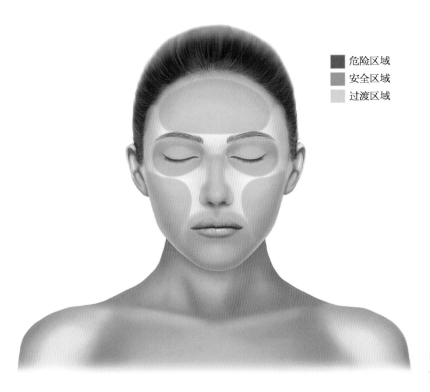

危险区域
安全区域
过渡区域

图16.1　剥脱激光行面部磨皮术的安全区与危险区。

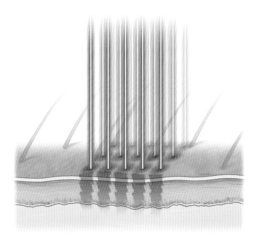

典型的激光射入皮肤的角度

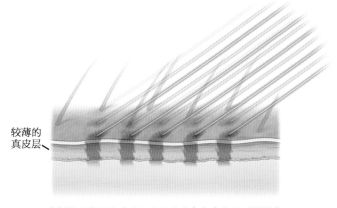

较薄的真皮层

降低激光能量和减小与皮肤的夹角都会降低剥脱程度

图16.2　面部/颈部提升术后进行激光治疗提高安全性的操作技巧。

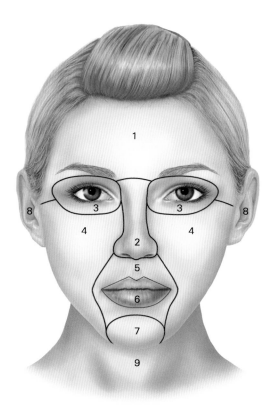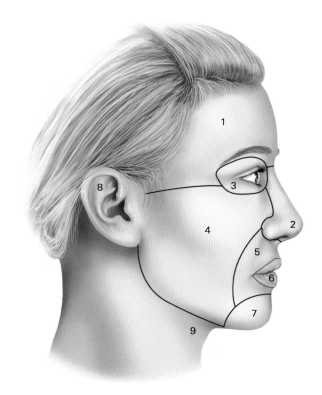

图16.3 面部美学单元。

16.4 技术要点

- 在皮肤较薄以及曾受损的区域，要降低剥脱程度（图16.2），能量设置应当减小（减少30% ～ 50%），以避免堆积加热和形成瘢痕。
- 按照面部美学单元进行治疗并互相交叉融合，避免出现明显的过渡区域（图16.3）。
- 对治疗区域要持续进行观察，直至组织出现白色/黄色变化（CO_2）或真皮乳头层点状出血（Er：YAG），以此作为治疗的最终指标。
- 点状治疗可用于治疗深层皱纹（通常在口周区域）。

参考文献

[1] Duplechain JK, Rubin MG, Kim K. Novel post-treatment care after ablative and fractional CO_2 laser resurfacing. J Cosmet Laser Ther. 2014; 16(2): 77−82.

[2] El-Domyati M, Abd-El-Raheem T, Abdel-Wahab H, et al. Fractional versus ablative erbium: yttrium-aluminum-garnet laser resurfacing for facial rejuvenation: an objective evaluation. J Am Acad Dermatol. 2013; 68(1): 103−112.

[3] Griffin D, Brelsford M, O'Reilly E, Stroup SP, Shumaker P. Ablative Fractional Laser Resurfacing: A Promising Adjunct to Surgical Reconstruction. Mil Med. 2016; 181(6): e616−e620.

[4] Burns C, Basnett A, Valentine J, Shumaker P. Ablative fractional laser resurfacing: A powerful tool to help restore form and function during international medical exchange. Lasers Surg Med. 2017; 49(5): 471−474.

[5] Hassan KM, Benedetto AV. Facial skin rejuvenation: ablative laser resurfacing, chemical peels, or photodynamic therapy? Facts and controversies. Clin Dermatol. 2013; 31(6): 737−740.

[6] Clementoni MT, Lavagno R, Munavalli G. A new multi-modal fractional ablative CO_2 laser for wrinkle reduction and skin resurfacing. J Cosmet Laser Ther. 2012; 14(6): 244−252.

[7] Çalıskan E, Açıkgöz G, Tunca M, Koç E, Arca E, Akar A. Treatment of lipoid proteinosis with ablative Er: YAG laser resurfacing. Dermatol Ther (Heidelb). 2015; 28(5): 291−295.

[8] Cohen JL, Ross EV. Combined fractional ablative and nonablative laser resurfacing treatment: a split-face comparative study. J Drugs Dermatol. 2013; 12(2): 175−178.

[9] Rohrich RJ, Gyimesi IM, Clark P, Burns AJ. CO_2 laser safety considerations in facial skin resurfacing. Plast Reconstr Surg. 1997; 100(5): 1285−1290.

[10] Schwartz RJ, Burns AJ, Rohrich RJ, Barton FE, Jr, Byrd HS. Long-term assessment of CO_2 facial laser resurfacing: aesthetic results and complications. Plast Reconstr Surg. 1999; 103(2): 592−601.

[11] Tierney EP, Hanke CW, Petersen J. Ablative fractionated CO_2 laser treatment of photoaging: a clinical and histologic study. Dermatol Surg. 2012; 38(11): 1777−1789.

[12] Cartee TV, Wasserman DI. Commentary: Ablative fractionated CO2 laser treatment of photoaging: a clinical and histologic study. Dermatol Surg. 2012; 38(11): 1790−1793.

[13] Farshidi D, Hovenic W, Zachary C. Erbium: yttrium aluminum garnet ablative laser resurfacing for skin tightening. Dermatol Surg. 2014; 40(Suppl 12): S152−S156.

[14] Lee SJ, Kang JM, Chung WS, Kim YK, Kim HS. Ablative non-fractional lasers for atrophic facial acne scars: a new modality of erbium: YAG laser resurfacing in Asians. Lasers Med Sci. 2014; 29(2): 615−619.

[15] Tao J, Champlain A, Weddington C, Moy L, Tung R. Treatment of burn scars in Fitzpatrick phototype III patients with a combination of pulsed dye laser and non-ablative fractional resurfacing 1550 nm erbium: glass/1927 nm thulium laser devices. Scars Burn Heal. 2018; 4: 2059513118758510.

17 最大限度提高非剥脱激光的安全性
Maximizing Safety with Nonablative Lasers

E. Victor Ross, Erez Dayan and Rod J. Rohrich

摘　要　非剥脱性激光常用于治疗各种皮肤疾病，如皮肤异色症、细纹、痤疮瘢痕、文身、烧伤瘢痕、脱毛和妊娠纹等。其选择性光热效应的特点，能够依组织的吸收波长来靶向特定组织的色基（如血红蛋白、水、黑色素），而邻近的非靶组织吸收很少。非剥脱激光焕肤旨在修复受损胶原蛋白的同时不损伤或不去除上覆的表皮，这就是与剥脱激光的主要区别。与剥脱激光相比，非剥脱激光通常恢复更快，但也不会像剥脱激光那样产生显著的疗效。

关键词　激光、选择性光热效应、激光焕肤、非剥脱激光、中红外激光、Nd：YAG激光、Q开关Nd：YAG激光、二极管激光、飞梭、文身去除、脱毛

本章重点

- 最常用的面部美容非剥脱激光包括：Nd：YAG激光、调Q Nd：YAG激光、二极管、铒玻璃点阵激光、可见光和强脉冲光[1, 2, 3, 4]。
- 在消除细小皱纹方面非剥脱激光有一定的效果，较深的皱纹则很难改善，对此可能需要单独或搭配使用软组织填充剂、应用剥脱激光、化学焕肤等。

17.1　安全注意事项

- 特定波长激光须配戴相应的保护装置（如护目镜等）。当在全麻插管下进行治疗时，必须使用激光安全防火的气管内导管，并尽可能给低氧气浓度。也可在治疗区域周围放置湿毛巾来吸收热量，以降低火灾发生的风险。
- 为确定合适的治疗参数，应在治疗前选一块皮肤区域进行能量测试。
- 非剥脱激光治疗皱纹通常没有肉眼可见的治疗最终指标[8, 9, 10]。

- 治疗皮肤的微血管相关病变，治疗最终指标为轻度紫癜、血管持续发蓝或血管缩窄。
- 对于去除文身，治疗最终指标是治疗区域皮肤发白。
- 色素脱失（10% ～ 20%）被认为是激光热损伤造成黑色素细胞被破坏所致，此状况往往是短暂且可自愈的，极少数会在治疗6 ～ 12个月以后出现迟发性色素减退。
- 非剥脱激光很少会遗留瘢痕，但仍有在治疗过程中产生水疱的状况，若发生可局部使用抗生素药膏直至其痊愈[3, 4, 7, 10]。

17.2　临床适应证

- 瘢痕：联合应用不同的非剥脱激光已被证实疗效显著。例如，点阵激光可以软化瘢痕，而脉冲染料激光（pulsed dye laser, PDL）或强脉冲光（intense pulse light, IPL）可以改善红斑、血管增生和皮肤异色等问题。
- 皮肤异色症：可用标的物是以黑色素为主的激光治疗雀斑，也可用靶色基是黑色素的激光来治疗。这类激光设备包括Q开关激光中的532 nm激光、红宝石激光和755 nm翠绿宝石激光。长脉冲光技术包括了广谱系列的可见光设备，如长脉冲532 nm KTP激光、脉冲染料激光以及强脉冲光。
- 血管病变：脉冲染料激光（PDL）、532 nm KTP激光、IPL均有效。脉冲染料激光（PDL）可用于紫癜和非紫癜病变。
- 文身去除：非剥脱激光将大颗粒击碎成较小颗粒，再由巨噬细胞进行吞噬。理想的波长选择取决于文身的颜色，而Q开关激光则是理想的文身去除激光设备（译者注：本书当时应该尚无普及的锁膜技术皮秒激光，故Q开关激光是最佳选择）。术前需先告知患者需要多次治疗才能获得疗效（有时多达10 ～ 15次）。
- 脱毛：利用激光靶向选择性破坏真皮层毛囊的黑色素，从而达到损伤毛囊的目的。通常可使用的激光器包括810 nm二极管、755 nm翠绿宝石和1 064 Nd：YAG激光，IPL对多数人也有效果。浅肤色且毛发颜色较深者脱毛效果更好。

参考文献

[1] Ang P, Barlow RJ. Nonablative laser resurfacing: a systematic review of the literature. Clin Exp Dermatol. 2002; 27(8): 630−635.

[2] Goldberg DJ. Nonablative laser technology Radiofrequency. Aesthet Surg J. 2004; 24(2): 180−181.

[3] Hardaway CA, Ross EV. Nonablative laser skin remodeling. Dermatol Clin. 2002; 20(1): 97−111, ix.

[4] Pozner JN, Goldberg DJ. Nonablative laser resurfacing: state of the art 2002. Aesthet Surg J. 2002; 22(5): 427−434.

[5] Doshi SN, Alster TS. 1,450 nm long-pulsed diode laser for nonablative skin rejuvenation.

Dermatol Surg. 2005; 31(9 Pt 2): 1223−1226, discussion 1226.

[6] Karmisholt KE, Banzhaf CA, Glud M, et al. Laser treatments in early wound healing improve scar appearance: a randomized split-wound trial with nonablative fractional laser exposures vs. untreated controls. Br J Dermatol. 2018; 179(6): 1307−1314.

[7] Narurkar VA. Nonablative fractional laser resurfacing. Dermatol Clin. 2009; 27(4): 473−478, vi.

[8] Ross EV. Nonablative laser rejuvenation in men. Dermatol Ther. 2007; 20(6): 414−429.

[9] Weiss RA, McDaniel DH, Geronemus RG. Review of nonablative photorejuvenation: reversal of the aging effects of the sun and environmental damage using laser and light sources. Semin Cutan Med Surg. 2003; 22(2): 93−106.

[10] Williams EF, III, Dahiya R. Review of nonablative laser resurfacing modalities. Facial Plast Surg Clin North Am. 2004; 12(3): 305−310, v.

[11] Naga LI, Alster TS. Laser Tattoo Removal: An Update. Am J Clin Dermatol. 2017; 18(1): 59−65.

18

三氯乙酸与Jessner式化学换肤的安全性
Trichloroacetic Acid Combined with Jessner's Chemical Peel Safety

Erez Dayan and Rod J. Rohrich

摘 要   三氯乙酸（trichloroacetic acid, TCA）是一种多用途的酸类制剂，其不同浓度的应用可有效改善面部细小细纹。30%～35%浓度的三氯乙酸是最常用于深度到达网状真皮上层的换肤。TCA换肤前可先用Jessner溶液除去部分表皮，此举有利于三氯乙酸更进一步渗透入皮肤中。此类联合治疗的优点在于较低浓度的三氯乙酸可达到相同的治疗深度，从而减少产生瘢痕的风险。

关键词   三氯乙酸、TCA、化学换肤、面部年轻化、换肤

换肤最大化安全性的要点

- 需根据患者的皮肤类型、皮肤厚度及所需渗透的深度来评估何种酸类最有效。为此，酸类通常可依渗透深度来分类（表层、中层、深层）（表18.1）。
- 30%～35%浓度的三氯乙酸通常用于中层深度的换肤，其渗透深度可达到网状真皮的浅层。
- 三氯乙酸除了浓度以外，其他诸如术前皮肤准备、皮肤类型以及操作方式等因素也都会影响其换肤的渗透深度。

18.1　安全注意事项

- 术前应详细采集既往病史以及现病史（表18.2）。
- 资深作者（R.J.R）在化学换肤前4～6周会在治疗部位外用A酸药膏（0.05%～0.1%）、对苯二酚（2%～4%）、防晒霜以及α羟基酸（4%～10%）[1, 2]。此举可以增加皮肤的耐受

表 18.1　化学换肤的类型及渗透深度

穿 透 深 度		使 用 药 剂	适 应 证
浅层	角质层至乳头状真皮 (60 μm)	– α 羟基酸 – β 羟基酸 – Jessner 溶液	– 轻微光老化 – 轻度凹陷性瘢痕 – 色素疾病
中层	真皮乳头层至网状真皮上层 (450 μm)	– 35% ～ 50% 三氯乙酸 – 35% 三氯乙酸 +70% 甘醇酸 – 35% 三氯乙酸 +Jessner 溶液	– 轻至中度光老化 – 日光性角化斑 – 细纹 – 晒斑 – 色素疾病
深层	网状真皮中层至 600 μm	– Baker-Gordon 溶液 – 50% 以上的三氯乙酸	– 严重型光老化 – 色素疾病 – 恶变前皮肤肿瘤 – 瘢痕

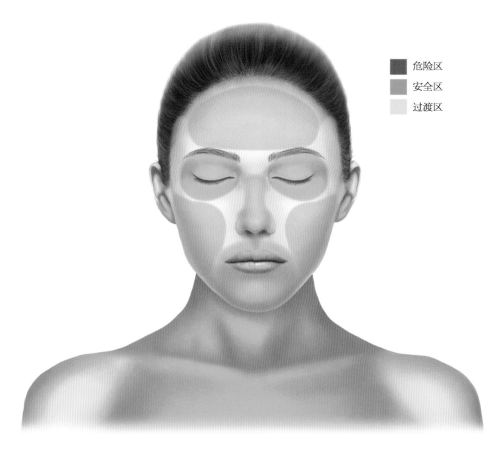

危险区
安全区
过渡区

图 18.1　化学换肤（绿色）的安全区域，即是真皮较厚的区域。须注意真皮较薄的过渡区（黄色）和危险区（红色）。

度，调节纤维细胞及黑色素细胞功能，增进真皮层循环，还可以加速细胞分裂以及胶原再生，从而使治疗后皮肤的愈合速度加快3 ～ 4天[1, 3, 4]。

● 为获得最佳治疗效果，治疗的安全性及一致性须被优先考量。在35%三氯乙酸与Jessner溶

表 18.2　化学换肤的适应证及禁忌证

化学换肤的适应证	禁 　忌　 证
表浅至深层的细纹或光老化	术前 6 个月内有口服异维 A 酸治疗者
肿瘤前病变或肿瘤病变（例如日光角化、晒斑）	面部无皮脂腺者
潜在皮肤疾病（例如痤疮）	具有开放性或是感染性病灶（例如疱疹、开放性痤疮囊肿）
色素疾病	术前 3 ～ 12 个月内接受过中至深层的磨皮 *
	近期接受过面部组织剥离术者 *
	接受过放射治疗者
	Fitzpartick 皮肤分类第Ⅳ、Ⅴ、Ⅵ类

* 相对禁忌证。

液治疗过程中，需准备四只刻度清晰的玻璃杯，自左向右排列。

- 四只杯子由左至右的顺序是：

  （1）70% 乙醇（清洁剂）。

  （2）丙酮（脱脂剂）。

  （3）Jessner 溶液（均匀地去除表面角质）。

  （4）35% 三氯乙酸溶液[1]。

- 在三氯乙酸换肤前，使用 Jessner 溶液的优点在于可均匀去除表皮角质，以使较低浓度的三氯乙酸能够有较深的渗透率。此举可避免术后发生瘢痕等副作用。

- 术后 24 小时常规给予预防性抗生素。有疱疹病史者，应在术前 2 天至术后 5 天服用阿昔洛韦。

18.2　危险区与临床考量点

- 安全区是真皮层较厚、血流丰富的区域，其中包括面中部区域、前额、外鼻部等。上述区域可以重复治疗以获得良好的疗效（图 18.1）。

- 危险区则是真皮层较薄或是面颈部提升术后可能被损伤的区域，例如颈部、胸上部、眼睑或眼周区域，此区域操作时需谨慎评估换肤的深度。

18.3　操作要点

- 应用三指技术来治疗全面部并保持一致性（参阅视频 18.1）[4]。

- 眶周或口周可以用棉签蘸取三氯乙酸涂抹，涂抹时需要拉伸患处皮肤，以使酸性溶液可达细皱纹的深处。也可以使用棉签的木头端蘸取药液涂于较深的细皱纹处[1]。

- 在化学换肤的边缘（例如面部的换肤，边缘通常是在下颌缘的位置）区域要轻刷，以避免分界过于明显。该区域要仔细反复观察颜色的变化以评估治疗的深度和强度。

参考文献

[1] Herbig K, Trussler AP, Khosla RK, Rohrich RJ. Combination Jessner's solution and trichloroacetic acid chemical peel: technique and outcomes. Plast Reconstr Surg. 2009; 124(3): 955–964.

[2] Pannucci CJ, Reavey PL, Kaweski S, et al. A randomized controlled trial of skin care protocols for facial resurfacing: lessons learned from the Plastic Surgery Educational Foundation's Skin Products Assessment Research study. Plast Reconstr Surg. 2011; 127(3): 1334–1342.

[3] Johnson JB, Ichinose H, Obagi ZE, Laub DR. Obagi's modified trichloroacetic acid (TCA)-controlled variable-depth peel: a study of clinical signs correlating with histological findings. Ann Plast Surg. 1996; 36(3): 225–237.

[4] O'Connor AA, et al. Chemical peels: A review of current practice. Australas J Dermatol. 2017.

19 最大限度提高射频类设备治疗的安全性
Maximizing Safety with Radiofrequency-Based Devices

Erez Dayan and Rod J. Rohrich

摘　要　射频（radiofrequency, RF）能在皮肤内部或皮肤外部传递，可用于治疗小细纹、下颌缘松弛、皮肤松弛、毛细血管扩张以及与老化相关的皮肤问题，疗效确实可靠。同时也可用于皮下组织及皮下脂肪的塑形及收紧。射频设备通过正负极变化使皮肤组织产生热能累积。这项技术的安全操作条件取决于对于下述事项的理解：① 皮肤及软组织解剖结构及特点；② 射频的特性；③ 能量及组织间的相互关系。本章将会概述射频技术的应用，包括适应证、禁忌证以及解剖上已知的危险区域。

关键词　面部塑形、皮肤收紧、射频、微针射频、导管类射频

本章重点

- 针对皮肤松弛问题，射频是一种安全和有效的疗法，无论是应用于面部、颈部提升术后的松弛，还是初次治疗皮肤的松弛问题，射频都是一种确实有效的治疗方式（图19.1）[1, 2, 3]。

- 射频可透过表皮加热真皮层至55～60℃，从而造成胶原蛋白变性，在治疗后4～6周内出现胶原蛋白再生、弹性纤维重组、血管新生以及皮下脂肪重塑等效果（视频19.1）[2, 4, 5]。

- 射频能量可以通过单极、双极或是多极传输。其他种类的射频包括点阵、sublative 微点磨皮（译者注：sublative 为 eMatrix 仪器注册治疗名称，是利用多极射频微小汽化皮肤形成多点磨皮的治疗方式）或联合其他激光光电治疗[4, 6, 7, 8, 9]。

- 射频可以安全地应用于所有皮肤类型，皮肤弹性良好以及轻微松弛的年轻者会有显著疗效[2, 3, 10]。

- 射频常与吸脂手术联合施行，其除了可以在手术同时通过收缩皮肤纤维隔膜而紧致皮肤外，也能减少术后的残留脂肪组织[2, 4, 5, 11]。

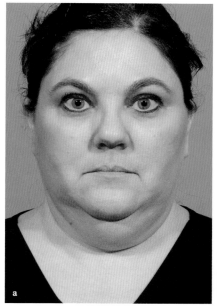
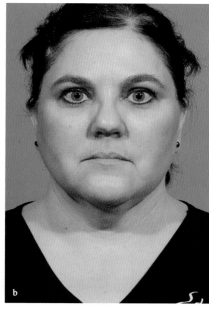

图19.1　下颌缘、面部吸脂及射频治疗。
a. 术前。
b. 术后。

19.1　安全注意事项

- 与具有选择性光热效应的激光不同，射频的组织加热不具有选择性。因此，射频可应用于所有的 Fitzpatrick 皮肤类型（Ⅰ～Ⅵ型）上，且不会损伤黑色素细胞而产生色素沉着等色素改变。但治疗中仍需要谨慎小心以避免烫伤。
- 设备的探头加热区是仅在探头尖端还是整个探头是由设备的绝缘装置所决定的[2, 4, 9, 11]。
- 新式射频的安全装置，包括自动冷却系统（如喷洒冷媒）、皮外/皮内探头皮温监测技术（一旦达到预定的目标加热温度就会自动停止运行）、外部近红外线热显像仪（external near-infrared thermography cameras），以及涂层包覆的套管，其可以避免套管尖端和侧端造成皮肤损伤[2, 3, 11, 12]。
- 应采取系统性的渐进式加热，以达到有效的温度且避免烫伤皮肤。
- 使用探针式射频时，加热应由深至浅，且需避免同一区域重复多次治疗。另外，达到目标温度后该部位持续治疗不能超过 1 ～ 3 分钟[2, 11]。

19.2　相关解剖

19.2.1　治疗区域（图19.2）

（1）面部下 1/3 和颈部。

（2）颈部中段。

（3）颈部侧面。

（4）下颌。

19.2.2　非治疗区域（图19.2）

（1）中上面部。

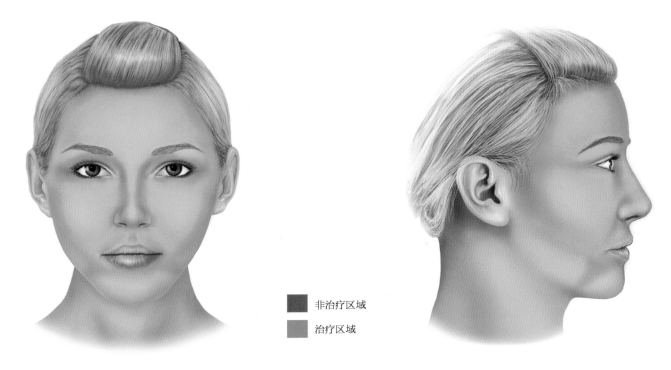

非治疗区域
治疗区域

图 19.2　射频治疗区域和非治疗区域。

（2）木偶纹。

（3）额部。

（4）口周/眼周区域。

19.2.3　下颌缘神经解剖[13]

- 面神经下颌缘支在颈阔肌和降嘴角肌下方穿过，支配下唇及下颌肌肉（图 19.3）。

- 面神经下颌缘支位于面动脉浅面以及面静脉的前方。

- 使用探针式射频时，进针点的位置要能允许探针可放射状移动，且不会伤及面神经下颌缘支的表浅位置（口角后 2 cm，SMAS 深层）、颏神经（下颌骨中间，第二前磨齿下，SMAS 前）（图 19.4）。

19.2.4　颏神经[14]

- 下颏、下唇及牙龈的感觉，是由下牙槽神经的一分支所支配。

- 颏神经由下颌骨颏孔穿出，在降口角肌深面穿行并分为 3 个分支（下颏皮肤、下唇皮肤和下唇黏膜）。

19.3　技术要点

- 射频最常见的误伤包括浅表感觉神经和面神经下颌缘支，这是由于其大都位于下颌缘以及下颌骨边缘的软组织下垂区域[1, 3]。

- 用探针式射频治疗时，应确保其始终位于皮下组织层，且一定要避免进入颈阔肌或 SMAS 深层。

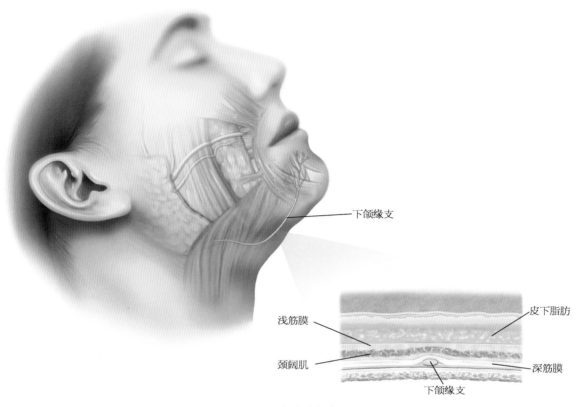

浅筋膜

颈阔肌

皮下脂肪

深筋膜

下颌缘支

下颌缘支

图19.3 下颌缘支解剖。

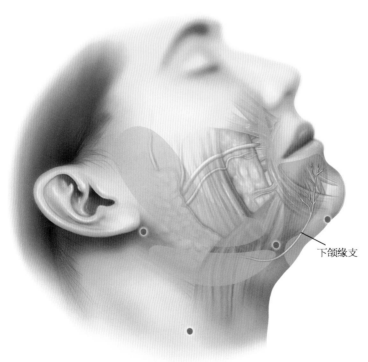

下颌缘支

图19.4 射频探针的进入位置，避免下颌缘
支和颏神经损伤。

- 探针应以来回移动的方式操作，探针回退时方能开启能量。
- 进入点的1 cm范围内，不应施加能量，以避免能量在该处重复累积。
- 可使用肿胀液水压剥离颈阔肌及SMAS层的浅面层次，以避免治疗中误入颈阔肌深面的层次。

参考文献

[1] Blugerman G, Schavelzon D, Paul MD. A safety and feasibility study of a novel radiofrequency-assisted liposuction technique. Plast Reconstr Surg. 2010; 125(3): 998−1006.

[2] Chia CT, Theodorou SJ, Hoyos AE, Pitman GH. Radiofrequency-Assisted Liposuction Compared with Aggressive Superficial, Subdermal Liposuction of the Arms: A Bilateral Quantitative Comparison. Plast Reconstr Surg Glob Open. 2015; 3(7): e459.

[3] Gentile RD, Kinney BM, Sadick NS. Radiofrequency Technology in Face and Neck Rejuvenation. Facial Plast Surg Clin North Am. 2018; 26(2): 123−134.

[4] Sadick N, Rothaus KO. Aesthetic Applications of Radiofrequency Devices. Clin Plast Surg. 2016; 43(3): 557−565.

[5] Swanson E. Does Radiofrequency Assistance Improve Skin Contraction after Liposuction? Plast Reconstr Surg Glob Open. 2015; 3(10): e545.

[6] Kao HK, Li Q, Flynn B, et al. Collagen synthesis modulated in wounds treated by pulsed radiofrequency energy. Plast Reconstr Surg. 2013; 131(4): 490e−498e.

[7] Levy AS, Grant RT, Rothaus KO. Radiofrequency Physics for Minimally Invasive Aesthetic Surgery. Clin Plast Surg. 2016; 43(3): 551−556.

[8] Li Q, Kao H, Matros E, Peng C, Murphy GF, Guo L. Pulsed radiofrequency energy accelerates wound healing in diabetic mice. Plast Reconstr Surg. 2011; 127(6): 2255−2262.

[9] Pritzker RN, Robinson DM. Updates in noninvasive and minimally invasive skin tightening. Semin Cutan Med Surg. 2014; 33(4): 182−187.

[10] Chen B, Kao HK, Dong Z, Jiang Z, Guo L. Complementary Effects of Negative-Pressure Wound Therapy and Pulsed Radiofrequency Energy on Cutaneous Wound Healing in Diabetic Mice. Plast Reconstr Surg. 2017; 139(1): 105−117.

[11] Theodorou S, Chia C. Radiofrequency-assisted Liposuction for Arm Contouring: Technique under Local Anesthesia. Plast Reconstr Surg Glob Open. 2013; 1(5): e37.

[12] Keramidas E, Rodopoulou S. Radiofrequency-assisted Liposuction for Neck and Lower Face Adipodermal Remodeling and Contouring. Plast Reconstr Surg Glob Open. 2016; 4(8): e850.

[13] Balagopal PG, George NA, Sebastian P. Anatomic variations of the marginal mandibular nerve. Indian J Surg Oncol. 2012; 3(1): 8−11.

[14] Betz D, Fane K. Nerve Block, Mental. In: StatPearls. 2018: Treasure Island (FL).

20 最大限度提高冷冻溶脂的安全性
Maximizing Safety with Cryolipolysis

Erez Dayan and Rod J. Rohrich

摘 要 冷冻溶脂是针对局部皮下脂肪堆积问题的非侵入性治疗方法。在2010—2014年，美国FDA批准了冷冻溶脂应用于减少侧腹、腹部和大腿的脂肪堆积。冷冻溶脂的原理是借由脂肪细胞对低温的敏感性，即脂肪细胞在低温下会率先凋亡的特性，进而达到减少脂肪细胞的目的。与其他组织相比，其在低于正常但高于冰点的温度下就会导致其凋亡。

关键词 冷冻溶脂、无创体型雕塑、脂肪细胞凋亡、脂肪分布异位

本章重点

- 冷冻溶脂的基本原理是：与周围富含水分的组织相比，富含脂质的组织更容易受到低温的破坏（图20.1）[1, 2, 3, 4]。

- 其方法是利用冷却仪器将温度控制在-11 ～ 5℃ [1, 5, 6]。

- 冷冻溶脂的标靶是脂肪组织，不会伤及皮肤、神经、血管和肌肉[7]。

- 无论从短期还是长期来看，此项技术都是安全的。研究显示，冷冻溶脂也不会影响血液中胆固醇、甘油三酯、低密度脂蛋白、高密度脂蛋白、肝功能［谷草转氨酶（aspartate aminotransferase, AST）/谷丙转氨酶（alanine aminotransferase, ALT）、胆红素］、白蛋白及葡萄糖的指标值[7]。

- 冷冻溶脂的机制目前尚未完全清楚，理论上包括细胞水肿引起的脂肪细胞凋亡、钠钾泵活性降低、乳酸水平升高和线粒体自由基释放。最终，炎症反应的过程导致脂肪细胞凋亡并在3个月内被巨噬细胞所清除[8]。

- 并发症非常少见，即便发生也通常在治疗后数周即可缓解。不良反应包括红斑、淤血、肿胀、过敏和疼痛；暂时性的破溃、瘢痕、感觉异常、血肿、水疱、出血、色素沉着/脱色或感染等[8, 9, 10]。

- 目前有部分文献报告指出，冷冻溶脂后有少数病例反而会有局部脂肪增生的问题（约1∶20 000）[11, 12, 13, 14, 15]。

治疗开始

治疗结束

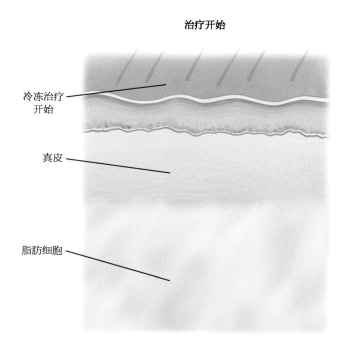

冷冻治疗
开始

真皮

脂肪细胞

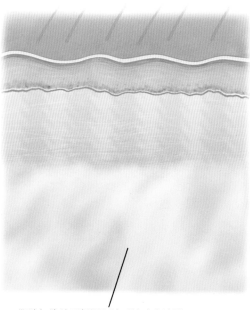

脂肪细胞处于低温环境开始冰冻结晶

术后2~3个月

术后3~6个月

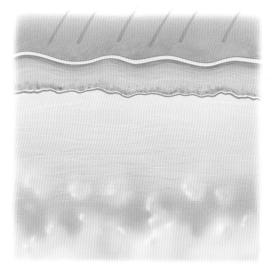

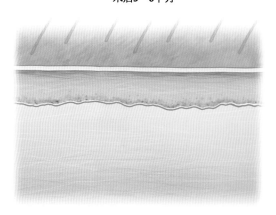

脂肪细胞代谢后形态的变化

脂肪细胞持续分解代谢

图20.1　冷冻溶脂作用于脂肪组织的效果。

20.1　安全注意事项

- 冷冻溶脂适用于小范围的减脂。如果范围过大，则建议让医生评估确认吸脂术是否会更为恰当。
- 冷冻溶脂的禁忌证是包括低温诱发的疾病，例如冰冷血红蛋白血症、冷荨麻疹和阵发性冷性血红蛋白尿（paroxysmal cold hemoglobinuria, PCH）[8, 16]。
- 治疗区域中如有严重静脉曲张、皮炎或其他皮肤病变时，则不应进行冷冻溶脂治疗[8, 16]。

20.2　临床相关问题

- 冷冻溶脂已被证实可安全有效地减少皮下脂肪组织，且通过FDA认证批准。可用于治疗侧腹、腹部、大腿、颏下、背部、胸衣区域、臀部下方和手臂。
- 何种治疗方案可获最好疗效，目前尚未有定论。治疗前需告知受术者，常规需要多次治疗才能达到理想的疗效。
- 持续治疗可以获得持续改善的疗效，但后续治疗疗效不如第一次疗效显著。不同部位的改善程度也不尽相同，例如腹部会比侧腹部效果更为明显[7, 8]。
- 治疗后的按摩、揉捏在临床和组织学上已被证实可以提高冷冻溶脂的疗效[8, 17]。

参考文献

[1] Kilmer SL, Burns AJ, Zelickson BD. Safety and efficacy of cryolipolysis for non-invasive reduction of submental fat. Lasers Surg Med. 2016; 48(1): 3−13.

[2] Leal Silva H, Carmona Hernandez E, Grijalva Vazquez M, Leal Delgado S, Perez Blanco A. Noninvasive submental fat reduction using colder cryolipolysis. J Cosmet Dermatol. 2017; 16(4): 460−465.

[3] Lee SJ, Jang HW, Kim H, Suh DH, Ryu HJ. Non-invasive cryolipolysis to reduce subcutaneous fat in the arms. J Cosmet Laser Ther. 2016; 18(3): 126−129.

[4] Meyer PF, da Silva RM, Oliveira G, et al. Effects of Cryolipolysis on Abdominal Adiposity. Case Rep Dermatol Med. 2016; 2016: 6052194.

[5] Li MK, Mazur C, DaSilva D, Canfield D, McDaniel DH. Use of 3-Dimensional Imaging in Submental Fat Reduction After Cryolipolysis. Dermatol Surg. 2018; 44(6): 889−892.

[6] Wanitphakdeedecha R, Sathaworawong A, Manuskiatti W. The efficacy of cryolipolysis treatment on arms and inner thighs. Lasers Med Sci. 2015; 30(8): 2165−2169.

[7] Bernstein EF. Long-term efficacy follow-up on two cryolipolysis case studies: 6 and 9 years post-treatment. J Cosmet Dermatol. 2016; 15(4): 561−564.

[8] Ingargiola MJ, Motakef S, Chung MT, Vasconez HC, Sasaki GH. Cryolipolysis for fat reduction and body contouring: safety and efficacy of current treatment paradigms. Plast Reconstr Surg.

2015; 135(6): 1581—1590.

[9] Jeong SY, Kwon TR, Seok J, Park KY, Kim BJ. Non-invasive tumescent cryolipolysis using a new 4D handpiece: a comparative study with a porcine model. Skin Res Technol. 2017; 23(1): 79—87.

[10] Jones IT, Vanaman Wilson MJ, Guiha I, Wu DC, Goldman MP. A split-body study evaluating the efficacy of a conformable surface cryolipolysis applicator for the treatment of male pseudogynecomastia. Lasers Surg Med. 2018.

[11] Ho D, Jagdeo J. A Systematic Review of Paradoxical Adipose Hyperplasia (PAH) Post-Cryolipolysis. J Drugs Dermatol. 2017; 16(1): 62—67.

[12] Karcher C, Katz B, Sadick N. Paradoxical Hyperplasia Post Cryolipolysis and Management. Dermatol Surg. 2017; 43(3): 467—470.

[13] Keaney TC, Naga LI. Men at risk for paradoxical adipose hyperplasia after cryolipolysis. J Cosmet Dermatol. 2016; 15(4): 575—577.

[14] Kelly E, Rodriguez-Feliz J, Kelly ME. Paradoxical Adipose Hyperplasia after Cryolipolysis: A Report on Incidence and Common Factors Identified in 510 Patients. Plast Reconstr Surg. 2016; 137(3): 639e—640e.

[15] Kelly ME, Rodríguez-Feliz J, Torres C, Kelly E. Treatment of Paradoxical Adipose Hyperplasia following Cryolipolysis: A Single-Center Experience. Plast Reconstr Surg. 2018; 142(1): 17e—22e.

[16] Sasaki GH. Reply: Cryolipolysis for Fat Reduction and Body Contouring: Safety and Efficacy of Current Treatment Paradigms. Plast Reconstr Surg. 2016; 137(3): 640e—641e.

[17] Carruthers JD, Humphrey S, Rivers JK. Cryolipolysis for Reduction of Arm Fat: Safety and Efficacy of a Prototype CoolCup Applicator With Flat Contour. Dermatol Surg. 2017; 43(7): 940—949.

21 最大限度提高微针的安全性
Maximizing Safety with Microneedling

Erez Dayan, David Dwayne Weir, Rod J. Rohrich, and E. Victor Ross

摘　要　自20世纪90年代初以来，微针开始用于治疗瘢痕。从那时起，微针（一度被称为胶原诱导的疗法）就成为使皮肤年轻化的一种微创术式。微针穿透真皮层，以刺激胶原蛋白、弹性蛋白和毛细血管的新生/重组。微针的针为微米级，针的长度范围为0.5～1.5 mm。微针还可以与多种药物协同治疗，通过微孔来经皮给药，其中最常见的是富血小板血浆（platelet-rich plasma, PRP）。

关键词　微针、经皮诱导胶原新生、面部年轻化、富含血小板血浆

本章重点

- 微针穿透真皮，启动机体的炎症和愈合反应，引发生长因子（FGF、TGF和PDF）的分泌水平变化，从而激活成纤维细胞，并促进胶原蛋白、弹性纤维和血管的再生[1, 2, 3]。
- 在微针治疗后1周内，纤维连接蛋白基质支架形成，胶原蛋白延支架生长而使皮肤紧致[3, 4, 5]。
- 微针技术已用于治疗痤疮瘢痕、非痤疮性瘢痕、色素沉着、脱发和多汗症，也可用于药物导入[2, 3, 4, 5, 6, 7, 8]。
- 微针有多种操作方式（如手动盖章法、微针滚轮法、电动操作）和材料（玻璃、硅树脂、金属、生物可降解聚合物）。最常用的是微针滚轮法和电动操作的方式。

21.1　注意事项

- 目前美国市场仅有一种微针是经FDA批准的［SkinPen（Bellus Medical）］。
- FDA唯一批准的微针治疗适应证是面部萎缩性瘢痕（不包括睑内瘢痕）。
- SkinPen可应用于面部/颈部/躯干部，睑内属于超适应证应用。目前临床上有几种不同的微

针种类，其质量和安全特性有所不同。SkinPen是首个能提供质量控制研究和数据指标，且以此来确认一次性针头的安全性和质量的产品。

- 需防止针头以及体液的交叉污染，最好使用密封包装的手持装置，带一次性的微针，仅供单次使用。当与PRP联合治疗时，必须谨慎小心，有序排放受术者血浆，以避免错用的意外发生。

- 可用不同的麻醉方式，包括非处方外用麻醉剂及复合特殊配方止痛剂，以利于减少患者的不适。在有资质医务人员的直接监督下，可以谨慎地使用复合的局部止痛剂配方。临床中，当有多个治疗区域进行微针治疗时，应分区分步来使用局部麻醉剂，以避免利多卡因中毒。

- 有治疗后发生肉芽肿的病例报道，尤其多数发生在局部联合应用非无菌制剂时。在微针操作时只有供皮内使用的无菌产品方可用于治疗区皮肤表面。

- 不同的微针其针的长度可由0.25 mm至3 mm不等。对治疗区解剖结构的了解是保障安全的必要前提[1, 2, 7]。与化学剥脱和激光治疗相类似，某些特殊区域可用较深的微针，而其他区域则用较浅的微针（图21.1和视频21.1）[3, 9, 10]。

- 应谨慎使用较深微针（1.5 ～ 3.0 mm），尤其是皮肤较薄者，较深的针头（>3 mm）可能会致感觉神经受损。

21.2 安全区域

- 皮下脂肪和真皮较厚的区域被认为是更安全的区域，其包括颧部、颊部、口周、颏和腮腺－

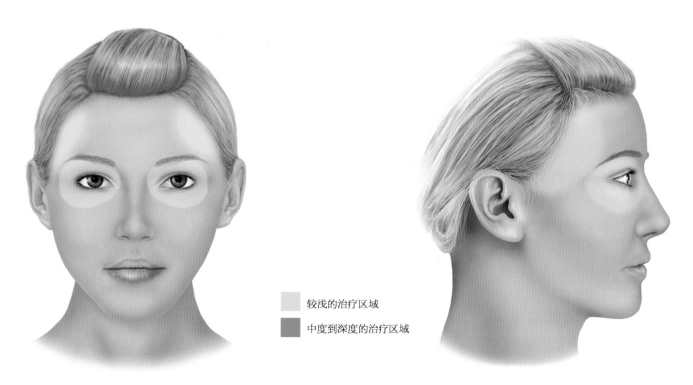

较浅的治疗区域

中度到深度的治疗区域

图21.1 微针深层和表层治疗区。

咬肌区。

21.3 过渡区

- 过渡区皮下脂肪和真皮较薄，其中包括颞部、眶下部、颈部和前额部。

21.4 危险区域

- 危险区域取决于皮下的结构，包括眶内区域和口周区域（保守治疗，深度控制在 0.25 mm）。

21.5 临床相关性

- 微针可应用于所有的 Fitzpatrick 型皮肤。
- 标准的微针没有加热装置，几乎不会出现灼伤、瘢痕或色素变化。

21.6 技术要点

- 每个区域可用三种不同的走针方向：垂直、水平和圆形。
- 保持针尖垂直于皮肤。
- 微针治疗时不要施加过多的压力，也不要在皮肤上拖动微针。

参考文献

[1] Ablon G. Safety and Effectiveness of an Automated Microneedling Device in Improving the Signs of Aging Skin. J Clin Aesthet Dermatol. 2018; 11(8): 29−34.

[2] Duncan DI. Microneedling with Biologicals: Advantages and Limitations. Facial Plast Surg Clin North Am. 2018; 26(4): 447−454.

[3] Food and Drug Administration, HHS. Medical Devices; General and Plastic Surgery Devices; Classification of the Microneedling Device for Aesthetic Use. Final order. Fed Regist. 2018; 83(111): 26575−26577.

[4] Mazzella C, Cantelli M, Nappa P, Annunziata MC, Delfino M, Fabbrocini G. Confocal microscopy can assess the efficacy of combined microneedling and skinbooster for striae rubrae. J Cosmet Laser Ther. 2018; ⋯: 1−4.

[5] Zduńska K, Kołodziejczak A, Rotsztejn H. Is skin microneedling a good alternative method of various skin defects removal. Dermatol Ther (Heidelb). 2018; 31(6): e12714.

[6] Al Qarqaz F, Al-Yousef A. Skin microneedling for acne scars associated with pigmentation in patients with dark skin. J Cosmet Dermatol. 2018; 17(3): 390−395.

[7] Badran KW, Nabili V. Lasers, Microneedling, and Platelet-Rich Plasma for Skin Rejuvenation and Repair. Facial Plast Surg Clin North Am. 2018; 26(4): 455−468.

[8] Sezgin B, Özmen S. Fat grafting to the face with adjunctive microneedling: a simple technique

with high patient satisfaction. Turk J Med Sci. 2018; 48(3): 592−601.

[9] Schmitt L, Marquardt Y, Amann P, et al. Comprehensive molecular characterization of microneedling therapy in a human three-dimensional skin model. PLoS One. 2018;13(9): e0204318.

[10] Soliman M, Mohsen Soliman M, El-Tawdy A, Shorbagy HS. Efficacy of fractional carbon dioxide laser versus microneedling in the treatment of striae distensae. J Cosmet Laser Ther. 2018; ⋯: 1−8.

索　引